ガンは悪者なんかではない

一部を犠牲にして全体を生かす善玉である

病歴30年のガン患者がつかんだ知恵

大野聰克

大腸ガンで人工肛門に。ガンとは何かを問い続ける。

風雲舎

（はじめに）「ガンとはいったい何者か？」

私はそれを30年近く考えつづけてきました。医者でも学者でもないのに、なぜそんなことをしてきたかというと、ガン患者だったからです。平成3（1991）年45歳のときに、第4期の大腸ガンと診断され、直腸とS字結腸、それに転移のあったまわりのリンパ節を切除、人工肛門になりました。その後、肝臓にも転移があり、手術は難しいと言われ、目の前が真っ暗になりました。もう死ぬと絶望していました。

あれから長い年月が流れましたが、私は再発もなく、元気に生きています。元気なだけではありません。ガンを契機に、生活が一変し、自分が大きく変わりました。今は、毎日が楽しくてたまりません。自分の命が躍動しているようです。残りの人生がこんなすてきになるとは思ってもみませんでした。ガンになったおかげです。

ガンは、敵に回すととんでもなく恐ろしい病気ですが、味方にすると何と頼もしいことか。そのことを私は実感しています。

どうやったらガンを味方にできるのか。

ガンになった人は、「なぜ自分がこんな病気になったのか」「何も悪いことはしていないのに」と嘆きます。ガンが自分の体の中に巣食う悪魔だと思っています。私もそうでした。ガンと診断されると、死の恐怖や不安に打ちのめされます。恨みごとが出てきます。そんなふうにとらえていては、ガンは味方になってくれません。

私は「ガンは何者なのか？」と考えつづけ、自分なりにガンの正体が見えてきたつもりです。ガンは悪者なんかではなく、一部を犠牲にして全体を生かす善玉であると考えられるようになり、ガンととても仲良くなりました。ガンはよく非行少年にたとえられますが、どんな非行少年でも、自分を理解してくれようとする人、自分を認めてくれる人には心を開きます。そして、その人を信頼すれば、少しでも役に立とうと応援してくれます。

私はガンと仲良くなったことで、ガンにずいぶん助けられました。元気だったころには考えられなかったほどのすばらしい仲間ができました。同じガンを患った仲間との親密度は家族以上かもしれません。楽しくおしゃべりをし、小旅行に出かけたり、山に登ったりしています。遠くのガン仲間との逢瀬に心を躍らせます。仲間の存在はかけがえのないものです。

また、ガンになって死を意識したことで、「生きる意味」を真剣に考えるようになりました。あのまま健康だったら、生きる意味など考えることなく日々を送っていたのではないでしょうか。今は、今日一日生きられることに感謝、感動しています。生きている喜びを感じています。ひと言で言うと、ガンになったことで、喜びの人生へと一変したのです。

考え方が変わったことで、絶望が希望に変わりました。

「ガンとはいったい何者で、どうしたら良くなるのか？」

その命題について、私は試行錯誤の末に一つの答えに到達しました。ガンはこれまで言われてきたような悪者では決してなく、血流が悪くなった体を何とか生かそうとしてできるのです。このことは後に詳しく述べました。

では、どうしたらいいかという課題が生まれます。私は血流に鍵があると考えました。血流を良くすればガンは消えてしまう、というのが私の見つけた結論です。ガンの専門家でもない者が勝手なことを言ってと思われるかもしれませんが、私はガンの「当事者」として、長い間、真剣に考えつづけてきました。本書では、その結論にたどり着いた経過、どうしたら血流を良くすることができるかといったことを書きました。

私は今、ガンを患ってお世話になった帯津三敬病院の職員として、ガンの患者さんと一緒に気功をしたり、ビワの葉温灸の施術をしています。かつての私のように暗い顔で入院してくる患者さんに、私は自分の体験やガンに対して感じたことをお話しして、少しでも希望をもってもらいたいと思いながら働いています。

本書が、ガンで悩んでいる患者さんや家族の方の希望になってくれることを願っています。

二〇一九年春

大野聰克

ガンは悪者なんかではない……目次

〈第4章〉すべての存在に意味がある……115

カバー装丁……………山口 真理子
執筆協力……………小原田 泰久

（第1章）

自然治癒力を高める道

（対談）

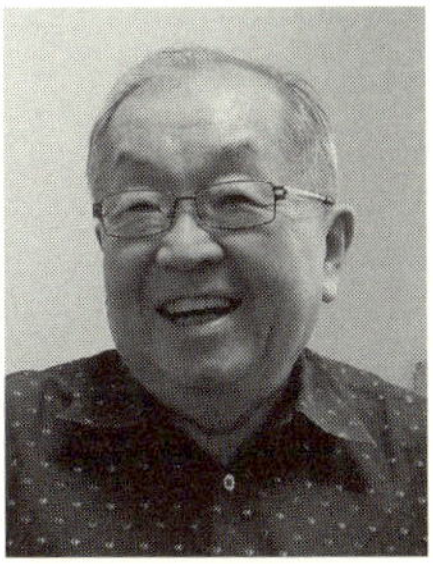

（帯津三敬病院病院名誉院長）

帯津良一

VS.

（著者）

大野聰克

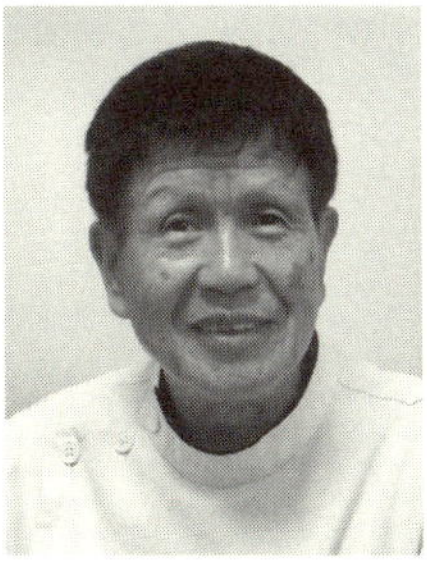

病巣は摘出できたが、再発の可能性は高かった

大野　帯津先生の病院でガンの手術を受けて、もうすぐ30年になります。それがご縁で、帯津三敬病院で働かせていただいたり、「患者会」（帯津三敬病院に入院・受診した患者仲間の交流会。病院は直接タッチしていない）を立ち上げたり、とても充実した毎日を送っています。本当に先生のおかげです。

帯津　大野さんと対談をするというので、改めて大野さんのカルテを見直してみましたよ。手術をしたのが平成３（１９９１）年４月23日。直腸ガンで、病巣を切除して人工肛門を作っていますね。いい手術ができたみたいです。

以前から血便があったようですね？

大野　血便はその前からありました。大便のあとお尻をふくとトイレットペーパーに血が付いていましたが、ずっとそのままにしていたのです。病院へ行こうと思ったのは、大量の下血が続いて、貧血も出るくらいになってからです。

ステージ４で、肝臓にも転移していると言われたのですが……。

帯津　確かにカルテでは直腸ガンのステージ４となっていました。肝臓の転移は当時はなかったようでしたが、ガンはすでに直腸の外膜を破って進行していて、リンパ節

転移もかなり広範囲に及んでいました。この状態は、今ならステージ3という診断になると思います。ステージの基準は時代によって変わりますからね。
　大野さんの場合、手術で病巣は切除できたのですが、それでも再発の可能性は十分にあって、よくぞ30年近くも再発もなく元気でいてくれたと、うれしくなりますよ。

大野　ありがとうございます。最初は、帯津三敬病院が中西医結合医学（西洋医学＋中国医学）とか人間まるごとを診るホリスティック医学をやっていることなんてまったく知らずに、一番近くにある病院だったので受診しました。これが私の人生が大きく変わるきっかけになりました。入院中に教えてもらった気功は今でも続けています。あのころ、帯津三敬病院にはすでに気功道場がありましたからね。

帯津　私はずっと大学病院や都立病院で外科医としてガンの治療に当たっていて、手術でガンは治せると思っていました。でも、いくらいい手術をしても再発で戻ってくる人がけっこういて、そのことでずいぶん悩んでいましたね。西洋医学だけではガンは治せないのではと思い、昭和55（１９８０）年に中国医学を勉強するために中国に行ったのが大きな節目になりました。
　そのとき気功を見て、これが中国医学のエースだと感じて帰ってきました。昔から、柔術や呼吸法をやっていたので、気功の良さはすぐにわかりました。それで気功を治療に取り入れることにしました。当時勤めていた都立駒込病院の患者さんにも勧めたのですが、まったく不評でしたね（笑）。

今から考えると、都立駒込病院へくる人は最先端の西洋医学を受けたいと思っているわけですから、気功をやりましょうと言っても、だれも見向きもしてくれないのも当然のことです。大きな病院では西洋医学しかできないから、それなら自分の病院を作るしかないと、故郷の川越で開業したわけです。

大野さんの話に戻りますが、手術の後、フトラフールという抗ガン剤が処方されていますね。1年半も飲んだみたいですが、辛抱強かったですね。今の注射でやる抗ガン剤のように、きつい副作用はなかったと思いますが。

大野　実は抗ガン剤はもらったけど飲まずに捨てていました（笑）。

帯津　そうですか。まあ、いいでしょう（笑）。それから温熱療法もしていますね。

大野　ガンは熱に弱いから温めたほうがいいと言われて、ピシバニールの注射をしました。40度以上の熱が出て、その上に布団を3枚くらいかけて、さらに湯たんぽを何個か入れて徹底的に温められました。汗は吹き出すし、熱で苦しいし、その上、抗ガン剤も点滴で入れたと思います。それを2回やりました。

吐き気がひどくて、腸が切れて飛び出すのではないかというくらい吐きました。水を飲むとせっかく温めた体が冷えるというので、お湯を飲みながら耐えました。思い出すだけでも気分が悪くなります。あんな思いは二度としたくないですね。

帯津　よくがんばりましたね。大野さんは無口だけど、頑固というか、意志の強さがあるのがすごいですね。つらいこともぐっと耐えられる強さがありますね。そこにまわりの人たちもひかれるのだと思いますよ。あとからできた患者会も、大野さんが中心になって引っ張ってくれていますからね。

帯津三敬病院の職員に

大野　私が入院しているときにも患者同士の集まりを作ろうという動きがあって、正式に「患者会」ができたのは、私が病院で働かせていただくようになった平成11（1999）年でした。患者さんたちは退院するとなかなか会えなくなるので、定期的に集まったり、病院の情報をもらえるといいですねということで、田口克己《たぐちかつみ》さんとか山崎あつ子さん、遠藤純史《えんどうじゅんし》さんら有志と一緒に立ち上げました。

帯津　患者会の人たちが車座になっていろいろと話をしたり、太極拳をやったりしているのをときどき見ますよ。気功は、病院でのプログラムとは別に患者会でもやっているので、気功をやりたいという新しい患者さんには、患者会の活動にも参加してみたらと勧めることもあります。

大野さんがうちの病院の職員になってもう20年くらいになりますね。長くやっていた工場をたたんで、少しでもガンの患者さんの役に立ちたいと私を訪ねて来てくれたんでしたよね。

大野　退院してから毎日のように病院へ通って、気功をしたり患者さんと話をしたりしていました。すごく楽しい時間でした。だから、少しでも病院に恩返しができればいいなと思って、帯津三敬病院の職員になりたいと先生にご相談したわけです。

帯津　本当は、すぐに「いいですよ」と言いたかったのだけれど、そのころは病院の経営も厳しくなっていたし、私の一存では決められない状況だったからちょっと困ったというのが正直なところでしたね。来てもらうのはありがたいけれども、さてどうしようかと考えましたよ。

そしたら、大野さんが、申し訳ないくらい安い給料でいいというものだから、それくらいの給料なら私が決めても大丈夫だと（笑）、そう思って決断したのを覚えていますよ。

大野　私は何の資格もありませんでしたから病院で働くのは無理かと思っていたのですが、少しでもお役に立てればという気持ちで相談に上がりました。給料については、私と家内が食べていければいいという気持ちでした。

就職が決まったので、事務総長に「何をしたらいいですか？」と聞きました。そしたら、「やってもらう仕事はたくさんあるけれども、帯津先生から雑用には使うなと言われています。先生に聞いてください」と言われました。それで先生にうかがうと、「今までどおりでいいのではないですか」と言われてほっとしたのを覚えています。

帯津　その前から大野さんはいつも気功に通ってきてくれていましたからね。患者さんたちにいろいろ指導をしてくれたり、近所にある伊佐沼《いさぬま》での早朝練功（病院から車で10分くらいのところにある伊佐沼公園で朝の５時半くらいから行なう気功）には車を出してくれたり、患者さんたちが川越の街を散策したいと言えば案内してくれたり、ピクニックや花見や森林浴に行ったり、あるときは秩父まで名物そばを食べに連れて行ったりと、とにかく面倒見のいい人でしたね。こういう人がいれば、患者さんたちも助かるだろうなとは、ずっと思っていました。

医療というのは、優秀な医者と看護師がいればいいというものではなくて、患者さんの立場に立っていろいろなことを考えたり、医療者と患者さんをつなぐような役割の人が必要なんですよ。とにかく、患者さんは緊張していますから、それをほぐしてくれるような人。大野さんはぴったりですね。

大野　私も、患者さんと一緒にあちこちへ行ったり、患者さんの部屋でいろいろな話をしているのが楽しいんですよね。帯津先生じゃなかったら、そんなところを評価してくれないだろうし、職員として雇ってくれなかったと思います。

私は医者でも看護師でもありませんが、実際にガンを患って治らないと言われました。もう自分はダメなんだと悩みました。その経験を生かして、私にしかできないことをやれるんじゃないか、そんなふうに思っていました。

当時の山田幸子《やまださちこ》看護総師長に指導してもらいながら、ガンの患者さんからの電話相談も担当させていただきました。いつも緊張していましたが、やりがいのある仕事をさせてもらって感謝しています。

帯津　回診に行くと、大野さんが患者さんにビワの葉温灸をしているところによく出くわします。ていねいにやってあげていて、患者さんもうれしそうですよ。医者や看護師とは違って、大野さんには話しやすい雰囲気があるので、患者さんにとって、自分の胸の内をさらけ出せるような安心感があるんでしょうね。

大野　治療のことで悩んでいる患者さんはたくさんいますね。抗ガン剤の副作用で苦しんでいるような人には、自分もそのつらさを体験しているので、ちょっと休んだらとアドバイスしたりします。最初のころは、患者さんが主治医の先生に「大野さんがやらなくていいと言っていたのでやりません」と抗ガン剤を拒否したりして、よく先生たちからお叱りを受けました。帯津先生は何も言いませんでしたが。

帯津　患者さんから聞かれたことに大野さんはアドバイスしただけですから、それでいいんですよ。大野さんは体験者ですし。

抗ガン剤をやったほうがいい患者さんはいますが、やっぱり副作用で元気がなくなる人が多いから、私はあまり強硬には勧めていません。ああいう、体に大きな負担がかかる治療法はいずれはなくならないといけないと思っています。手術も同じです。患者さんがダメージを受けないような治療が主流にならないといけないですね。今は仕方ない部分はありますがね。

普通の病院では、なかなかそういうことを相談できる人は少ないですし、大野さんみたいにはっきりと自分の意見を言ってくれる人もあまりいないでしょうね。ガンにはこういう治療しかないと型にはまった頭の硬い医者からはどうしても煙たく思われるけれども、私は大野さんみたいな人は大歓迎だし、いつも、だれにでも誠実に対応してくれるから、患者さんは安心できますね。

ある鍼灸の先生が、施療中に患者さんから、先生は死後の世界を信じますかと聞かれるのだと言っていました。そのときに、考えたことがないとか、わかりませんとか、そんな答えを返すようじゃダメですね。

治療をする人たちも普段から生きることとか死ぬことについて考えておかないといけません。ガンの患者さんにとっては、生きるとか死ぬということは目の前に迫った深刻な問題ですが、医者にはなかなか聞けなかったりするから、時間を取って施療してくれる鍼灸師さんや大野さんのような人と話したくなるんですよね。大野さんは、そういうことにもていねいにきちんと答えてくれているから、ありがたいですよ。

自宅を患者仲間が集まる場所に

帯津　私が患者会とかかわっているのは、月に一度の早朝練功と、年末の忘年会くらいです。早朝練功はとても長く続いています。もうどれくらいになりますか。

大野　1992年に入院してきた梨木さんという患者さんから、「帯津先生を連れ出して早朝の気功をやろう」と相談されました。それがきっかけで始まりました。

帯津　朝の5時半ごろに出発するのですが、20人とか30人が集まりましたね。朝の森の新鮮な空気を吸って、日の出をながめることもあるし、桜の木の下で気功をやることもあるし、鳥の声も聞こえて、気を感じるには最高の環境ですよ。

梨木さんはたしか、北海道の人で、学校の先生でしたよね。とにかく人の面倒を見るのが好きな人でした。大野さんもそうですが。
「私が入院患者さんを外に誘い出すのは、それまでしょんぼりしていた人が太陽の光を浴びて、少しずつ明るい表情になるのを見ると、私まで元気になるからです」
梨木さんは、そんなことをよく言っていました。人の喜びを自分の喜びにできるというのは、幸せへの近道で、自然治癒力もぐんと高まります。

大野　「患い上手の名患者になろう」と、よくおっしゃっていました。

帯津　梨木さんが退院してから早朝練功はしばらくストップしていたけれども、再開したのは大野さんが腸閉塞で入院してきた年でしたよね。

大野　そうです。手術をしてから３年後の平成６（１９９４）年の４月17日に腸閉塞で入院しました。偶然にもガンで入院した日と同じでした。

帯津　あのときのことはよく覚えていますよ。手術をするはずだった前の日、突然腸が動き出して、結局手術をしなくてよくなってしまったんでしたよね。

大野　手術をしないといけないというので暗い気持ちになっていたら、手術の前の日に、主治医の滝原章宏《たきはらあきひろ》先生が「今日はちょっと手荒にするよ」と言って、私のお腹をぐいぐいと押しました。その日の夕方、お腹がぐう〜と動き出しました。手術をしなくていいと言われて、うれしかったですよ。

帯津　そんなことがあって、大野さんが退院するとき、早朝練功を再開しようかというこ とになって、5月から始めたんですよね。あれから25年にもなりますね。

以来、大野さんは一回も休まず早朝練功に参加していますからね、偉いですよ。私は、突然の海外出張のために一回休んで、何か勘違いして忘れていたのが一回ですかね。優秀なほうですよね（笑）。

大野　ありがたいです。ああいうふうに月に一度、朝早く起きて、先生と一緒に公園で気功をできるのは。みなさん楽しみにしていますよ。

帯津　早朝練功の日には、私は朝の5時15分くらいに病院の玄関に出るんですね。そこへ大野さんが車に5～6人乗せてやってくる。遅れることなくきちんと決まった時間に来るのが大野さんらしいですね。

私が感心するのは、車に乗っている人たちは、前の晩から大野さんの家に泊まっていることです。遠い人は早朝練功に来られませんから、大野さんのお宅でお世話になって参加するわけです。何人も自宅に泊めてあげていますよね。なかなかできることではありません。それを長年続けているのはすごいことですよ。

大野　せっかく先生が参加してくださる早朝練功ですから、ひとりでも多くの人に参加してほしいんです。遠くに住んでいる人で参加したいという人もけっこういるので、うちへ泊まればいいと誘っています。
前の日の夕方に集まってきて、みんなで前夜祭と称して近くの居酒屋やわが家で酒盛りをします。翌朝は早いですから、二日酔いでふらふらしながら気功をする羽目になる人もいます。

帯津　大野さんは、もともとは工場だったところに大きな家を建てたわけですが、その理由が、みなさんが集まったり、泊まったりする場所にしたかったというから恐れ入ります。奥さんの協力も必要だろうし、なかなかできることではないですよね。

大野　頑固で言い出したからきかない人だから、と女房はあきらめてくれています（笑）。「これからは元気で食べていければいい。あまりお金に余裕がないほうががんばることができて、健康でいられるんじゃないの」と賛成してくれました。大きな家と言っても別に豪邸ではなくて（笑）、女房とふたりで住むにはちょっと大きいというだけの普通の家です。

今では、女房も患者会の方たちが来てくださるのを楽しみにしています。みなさん、いろいろ手伝ってくれるし、お互い、気を使わずやっています。

人の世話をするのが好きな人は自然治癒力が高くなる

帯津　毎年の患者会の忘年会を、私は楽しみにしています。大野さんの家に40人くらい集まってにぎやかにやるのですが、あれも長く続いていますね。

大野　家を新築したのが平成13（2001）年で、その年の暮れからやっています。

帯津　あちこちから来るから、大野さんが最寄りの駅まで車で何回も迎えに行っていますよね。大野さんじゃないとできないですよ。

大野　たくさんの人が集まってくれるのはすごくありがたいことだし、みなさんが楽しそうにお酒を飲んで食事をして話しているのを見ていると、こちらもうれしくなってきます。

帯津　人の世話をするのが好きな人は自然治癒力が高まるから、再発しにくいと思いますよ。患者会の人たちもみなさん世話好きだから、再発したという話もあまり聞かないですよね。

心がけのいい人は再発しないと私はよく言っていますが、大野さんも心がけがいいからこうやって30年近く再発もなく、元気でいられるんだと思います。心がけがいいというのは、品行方正に生きるってことじゃなくて、自分なりの信念をもって真面目に生きるということです。そうして、ときどき人のためになることをやったりしてね。それを心がければ大野さんみたいに元気でいられます（笑）。

医学的にも証明されています。人に親切にすると、オキシトシンというホルモンが分泌されて、セロトニンとかドーパミンという神経伝達物質を誘発するということがわかっています。セロトニンは不安や恐怖を軽減し、心を安定させるという働きをするし、ドーパミンはモチベーションを高めて活動的になる、という働きをします。自然治癒力が働きやすい脳の状態を作り出すんですよね。

大野　先生がよく患者さんをハグしていますが、あれも自然治癒力を高めるとか聞きますけど（笑）。

帯津　私の高校・大学の後輩に有田秀穂《ありたひでほ》先生という脳生理学者がいるのですが、彼はセロトニンの専門家で、セロトニンが出るには、太陽の光を浴びること、ウオーキングや呼吸法のようなリズム運動、噛むこともリズム運動に入りますね、それにスキンシップやマッサージが有効だと言っているんですね。特に、スキンシップは、触る側も触られる側も両方ともセロトニンがたくさん出るようになるそうで、まさにハグはセロトニンをあふれ出させて自然治癒力を大いに高める方法です。大野さんもやってみたらどうですか（笑）。

大野　それはちょっと。あれは先生だから許されるんで、私がやったらセクハラで訴えられますよ（笑）。

帯津　じゃあ、奥さんとこっそりと（笑）。

大野　ハハハ……。ハグは先生にお任せするとして、私は患者会の人たちが元気なのはやっぱり気功をやっているからだろうと思います。私も、帯津三敬病院に入院して初めて気功のことを知りました。最初は、気功なんていうものでガンが治るのかと半信半疑で始めたのですが、やっているうちにやめられなくなってしまいました。

帯津　気功はホリスティック医学の柱だ、と私は考えています。自然治癒力という話が出たけれども、自然治癒力を高めてガンを治すには、心のあり方を含む生き方そのものを考えないといけないですよね。どんな生き方がいいかというと、大野さんならわかると思うけど、いつでも気功をやっているときのような心身の状態を保って暮らせれば最高です。

私の場合、気功を始めてから、体というのは臓器の寄せ集めではなくて、生命のエネルギーがあふれる空間だと感じるようになってきて、医者として患者さんを見る目が違ってきました。

さらに気功をやっているうちに、体が芯からリラックスしてきて、不思議な境地に達するんですよね。体という生命場は決して私個人で完結しているのではなく、呼吸や食物を通して他人や身のまわりの自然や地球、宇宙と深く交流していることを体感できるようになってきました。

私は、そういう感覚を、「虚空と一体になる」と言っています。そんな感覚をもって生きられるようになると、自然治癒力は最高に働きますよね。大野さんも気功は30年選手ですから、よくわかると思います。

大野　それはすごく感じます。私は、すべての命は循環の中で生きていると思うようになりました。たとえ、病原菌であってもガンであっても、循環の中で必要だから現われてきているわけで、人間にとって都合が悪いから排除してしまえというのは間違っていると思います。私は、そのことに気づいてから、怖くてたまらなかったガンが同志のように思えるようになりました。入院してきた患者さんにも、そういうお話をするのですが、みなさんほっとしたと喜んでくださいます。

ホリスティック医学は人間まるごとを診ると言っていますが、私は人間という範囲にとどまらず、すべての自然との関係やその循環も考えた上での医学だと思うようになりました。私が感じていることを、先生に代弁していただいているような気がします。

帯津　大野さんは独自の考え方をもって生きていますが、とても大事なことだと思いますよ。いろいろ言う人はいるでしょうが、そんなことは気にしないで、大野理論をどんどんと語ってほしいですよね。こうやって本を出すことにもなったのは、大野さんがどういう思い、どんな考え方でガンを克服して、人に尽くしながら懸命に生きているかということを、たくさんの人に知ってもらえるいい機会だと思いますね。

死を意識することで、生を大事にする

大野　ガンと診断されたときは怖くて眠れませんでした。睡眠薬で眠るのですが、夜中の2時ごろに目が覚めて、朝までずっと悶々としている状態が続きました。

しかし、ガンは決して悪者ではないとわかったことで、恐怖も不安も消えていきました。その後、自然を観察するようになって、ガンが循環の中でできているものだとわかってきました。ガンは必要があって出てくるもので、必要なくなれば消えてしまうと納得できました。

簡単に言えば、血流が悪くなった体を何とか生かそうとしてできるのがガンではないかと私は考えています。悪者ではありません。人を生かすために作られたありがたい細胞だと思えるようになりました。血流を良くすれば、ガンは必要なくなって消え

てしまうわけです。この話は、本の中に詳しく書いていています。

帯津　気功をやっていると「虚空と一体になる」と言いましたが、虚空というのは銀河系宇宙をはじめとしてあらゆる生命を生み出した、無限に豊かな広がりと深さをもつ場だ、と私は考えています。

気功を続けていると虚空を実感できるようになります。虚空を感じると、死をいたずらに怖がらなくなります。それは、この人生のずっと前から、そしてこの人生のあとにも、生命の営みが脈々と受け継がれているとわかるようになるからじゃないでしょうか。大野さんもそういう境地に達したのかもしれません。

大野　死を意識することで生を大事にできる、ということもありますよね。

帯津　そのとおりですね。死を怖れないというのは、生を軽視することではありません。むしろその反対で、死から目をそむけず、自然なものと受け止めてはじめて、限りある生を意味あるものにしようという意欲が湧いてくるんですよね。

大野　気功というと健康法としてとらえられることが多いし、私も最初はそう思ってやってきましたが、もっと深いものだということに、徐々に気がついてきました。

帯津　気功は、人間の真実の生き方を探る方法だと私は考えています。大野さんも30年もやっているので、深いところまで感じ取っていると思います。私は、気功は40年やらないと真髄がわからないと言っていますが、大野さんはあと10年ちょっとですからね。宇宙の意志を感じながら、それに沿って生きていける人を、私は「気功的人間」と言っていて、大野さんもその域に達しつつあるのではないでしょうか。

大野さんのように末期ガンと宣告された人のなかには、生と死を見つめるうちに、気功的人間の境地に達する人がいます。そうすると、自然治癒力が最大限に発揮されて、まわりから見ると奇跡的と言われるような驚くべき回復を見せる患者さんが増えてきました。

大野 先生は、「人間は死んだらふるさとである虚空へ帰っていく」とおっしゃっています。私は、自然というのは循環が基本だから、死んだら肉体は不要になって、魂という人間の本質的な部分がまた別の肉体に宿って、さらに生きつづけるのではと思っています。あの世はなく、この世で循環すると思っています。いわゆる輪廻ですが、先生は輪廻に関しては肯定的ではないようですね。

帯津 私独自の考え方かもしれませんが、私たちはこの世でしっかり生きることでエネルギーを充電して、死んだら、充電したエネルギーを使ってふるさとである虚空へ帰ると考えています。地球上で生まれ変わるのは、生きている間にエネルギーが十分に充電できずに、虚空へ帰れない人たちだという考え方です。中途半端な生き方をしているとと虚空へ帰るだけのエネルギーが充電できません。

勉強不足で大学受験に失敗して浪人するとか、留年して大学を卒業できないとか、そういう感じでしょうかね。あんまりうれしいことではありません。もちろん、浪人したこと、留年したことがプラスになる人もいますから、虚空へ帰れないのは必ずしも悪いことではないけれども、私はいつまでも地球上にいるのは嫌だから、さっさと虚空へ帰りますね（笑）。生きている間に精いっぱいのことをやってエネルギーを充電しないといけません。

輪廻転生と言えば、何度も転生しているというチベットのダライ・ラマ法王が来日されたときに、ある人から会ってみないかと声がかかったことがありました。

彼と会って、ぱっと握手をしたときの感覚は今でも覚えていますが、温かくて柔らかい手で、只者ではないと感じましたね。いつでも虚空へ帰れるのに、役割があって地球に残っている人もいるのかもしれない、彼は落第したんじゃないと、手を握ってわかりましたよ。

まあ、死後の世界に関しては、だれも知らないことだから、自分で勝手に考えればいいと思います。せっかく自由に考えられるなら、暗く深刻に考えるよりも、夢のある世界をイメージしたほうがいいんじゃないでしょうか。

私はあちらの世界へ行ったら、懐かしい仲間たちと再会してゆっくりとお酒を飲んで語り合いたいと思っていますよ。太極拳の楊名時《ようめいじ》先生なんか、今すぐにでも会いたい人ですよ。さんざん苦労をかけた女房には謝らないといけないし（笑）。

大野　先生のお話をうかがっているとホッとします。世の中で言われている医学の常識とはまったく違うことを平気でおっしゃったりしますからね。先生のお話を聞いて元気をもらったという患者さんはたくさんいます。私もそのひとりですが。

帯津　うれしいですね。

大野　お酒は養生だから毎日飲まないといけない。休肝日なんかいらないっておっしゃるじゃないですか。私はあまりお酒を飲まないけれども、お酒の好きな人はニコニコしながら退院していきますからね。

帯津　だいたい、病気をするとお酒を止められるか制限されるかです。だけど、大病した人は、好きなだけ飲んでもいいと言われても、きちんと自分でコントロールするものです。好きなお酒をやめるストレスのほうが体に悪いし、一日がんばって働いたあと、晩酌でビールを飲んだときの幸福感、ときめき、あれは間違いなく自然治癒力を高めますね。

大野　先生のときめきのお話は、私も大好きです。ガンになるとどうしても気持ちが落ち込んでしまいますが、お酒を飲んだり、おいしいものを食べたり、みんなとお話ししてときめく時間を作ったほうがいいですよね。

帯津　自然治癒力を高めるには、ときめきが最高の方法だと思います。玄米菜食やゲルソン療法といったいろいろな食事療法がありますが、無理して続けていると自然治癒力は低下していい効果は出ません。入院患者さんの中には、厳しい食事療法で行き詰まってしまう人がいます。私は「たまにはおいしい肉かうなぎでも食べてきたら」と言ってあげます。みなさん、ニコッとうれしそうな顔をしますね。いそいそと町へ出かけて行って、夕方にはニコニコして帰ってきます。好きなものを食べるというのはものすごくときめきますよね。自然治癒力も高まる。特に、食事療法で窮屈な思いをしているから、余計にときめきは大きいかもしれません。

ガンになったことで、命のことを真剣に考えるようになった

大野　私は、ガンという病気は伝染病とは違うように思うんですね。伝染病は、その原因となる病原菌を殺したり排除すれば治る病気です。でも、ガンは違いますよね。病原菌は外から入ってくるけれども、ガンは自分の細胞が変化したものですから、もともとは自分自身ですよね。

だから、手術で切り取ったり、抗ガン剤でやっつけたり、放射線で焼き殺しても解決しないのでは、と私は思うんですね。

帯津　それで免疫療法というのが出てきたわけだけど、免疫も一部しか解明されていないですからね。自己と非自己を見分けて、非自己だと判断すれば排除すると言われているけれども、ガンは自分自身だから自己ですよね。だから免疫療法も限界があります。

京大の本庶佑《ほんじょたすく》先生が、免疫の働きにブレーキをかける「PD－1」という分子を発見して、その機能を抑えて免疫細胞にガンを攻撃させるという免疫チェックポイント阻害薬の開発につなげたということで2018年のノーベル生理学・医学賞を受賞されました。多くの人が、これでガンは克服できるかもしれないという期待をもっていると思うけど、臨床の現場ではなかなか思ったようにはいかないものです。

今回のノーベル賞はガン治療の一つの進歩ではあるけれども、決定打にはならないでしょうね。免疫のことがまだよくわかっていないのですから、免疫療法が力を発揮するのはまだまだ先のことじゃないでしょうか。でも、免疫が解明されるまで待つ必要はなくて、私たちは、日常生活の中で免疫を高める方法をもっていることを思い出してほしいですね。それが、さっきから話している「ときめき」です。

末期ガンの方で、「生きがい」「ときめき」をもつことで余命を何年も延ばしている方はたくさんいますよ。大野さんも、人に尽くすとか人が喜んでくれることにときめきをもっていて、それが自然治癒力を高めていると思いますね。

大野　私は、ガンになってから、ずっとガンのことを考えていて、これまで言われてきたことは違うんじゃないかと疑問を感じ、角度を変えてガンを見てきました。そうすると、はっと思うことがあって、自分なりの発見をしたりすると、すごくときめきます。

免疫療法も、「ガンをやっつける」という発想だと、これまでの治療法と変わらないと私は思うんですね。ガンは悪者だから追い出そう、やっつけようという考え方だと、免疫療法も代替療法も限界があるのではと感じています。

帯津　大野さんは患者だったからこそ言えることがあるはずです。それをどんどんと発信するといいですよ。専門家では見えないものが、大野さんには見えているのかもしれないですから。

大野　ありがとうございます。ガンにならなかったら、あのまま仕事を続けて、先生にお会いすることもなかっただろうし、気功をやることもなかったと思います。命のこと、生きること、死ぬこと、ガンのことを、こんなに一所懸命に考えることもありませんでした。患者会のすばらしい仲間たちと会うこともなかったでしょう。こうやって本を出すなんてことも考えられないことです。すべてがガンになったことから始まっています。

ガンと診断されたときはずいぶんと悩みましたけれども、振り返ってみると、こんなにもすてきな人生になったのは、ガンのおかげです。ガンへの感謝の気持ちを込めて書いた本です。先生がおっしゃったように、この本を読んで、こういう考え方、見方もあるのだと知ってもらって、少しでも元気になってくださる人がいれば、私としては本望です。

微力ですが、少しでも先生のお力になればと思っています。ありがとうございました。

（第2章）

私のガン体験

突然のガン宣告。それも第4期

私がガンだと診断されたのは平成3（1991）年のことでした。もう28年も前の話になります。以前からやっていたソフトボールの練習中に、ときどきフワーッと貧血気味になることがありました。45歳でしたから、体力が落ちてきたのかなくらいに思っていたのですが、それにしてもたびたびなので、気にはなっていました。排便のたびに、出血が激しくなっていました。血が足りなくなるのか、ソフトボールの練習中に走ったりすると貧血症状を起こすのです。

血便は20代のころから出はじめ、いっとき医者に診てもらったこともありますが、「胃が過敏に動き過ぎて傷がついて、血便が出たのでしょう」で終わりでした。

薬を飲んだこともありましたが、痛くもかゆくもないので、そのうち面倒になり放っておきました。

ところが、平成3年春には、2時間おきにトイレへ駆け込まないといけないくらいになっていました。真っ黒な血便。便というより血が流れ出るという感じでした。さすがにただごとではないと思い、女房はじめまわりの人たちからも医者に行って診てもらえと再三言われ、医者嫌い、面倒くさがりの私も、しぶしぶ病院に行くことにしました。

最初は、薬をもらって飲んでいれば良くなるだろうというぐらいに考えていました。自分が病気になることなど考えたこともなかったので、病院に関する情報などまったくありませんでした。帯津三敬病院へ行ったのは、帯津先生というガン治療の名医がいて、西洋医学だけでなくいろいろな治療を駆使しているからということではなく、たんに仕事場の近くにあったからという理由です。帯津先生のことやホリスティック医学のことは入院してから知りました。

これが運命の分かれ道でした。この病院に通うことでいろいろなことを学ぶことができ、いい仲間ができました。のちに自分がこの病院の職員として働くことになるなど夢にも思っていませんでした。

初診の2日後、検査を受けました。病院へ行く前に下剤を飲んでお腹を空にし、レントゲン、血液検査、内視鏡の検査などを受けました。結果が出るには1週間ほどかかると言われましたが、担当の滝原先生から、その場でどういう状況にあるかを教えられました。渡されたメモには「直腸ガン4期」とありました。滝原先生はこう言いました。

「組織の検査の結果を待つまでもありません。１００パーセント、ガンに間違いないと思います。できるだけ早く手術をしたほうがいいでしょう」

私は健康には自信を持っていて、病気なんかにならない、ガンなんかにならないと思い込んでいました。以前、女房から「ガン保険に入る?」と勧められたときも、「おれは絶対にガンにはならない」と退けたものです。ガンと告げられたときも信じられませんでした。

自分にこう言い聞かせました。

「ガンにもいろいろあるさ。簡単なガン、難しいガンがあって、きっと自分のは簡単なガンに違いない」

4期だと言われても、それがどの程度の進み具合なのか、私にはわかりませんでした。4期があるからには5期や6期もあって、自分はまだ余裕があるのだと思ったくらいです。ガンは4期までしかなく、いわゆる末期ガンというのは4期のことを言うのだとあとで知ってびっくりしました。

世間では、ガンが見つかると、本人には言わずに家族を呼んで伝えるという話を聞いていたので、こんなにもあっさり言われたのだからきっと大したガンではないだろうと感じていました。帯津三敬病院では、帯津先生の方針もあって本人にきちんと病名を告知していたようです。そんなことも知らず、私は普通の病院だと思って通っていたのですから、面食らうことがたくさんありました。

私に告知したあと、滝原先生は「家族の人を連れてきてください」と言いました。大したことがなければ家族を呼ぶようなことはしないはず。なんだろうと、このとき少し不安になりました。

えっ、人工肛門！

２日後、女房を連れて病院に行きました。

滝原先生から、

「先日はショックが大きいと思うので言わなかったけれど、あなたのガンはかなり重症です。手術してS字結腸、直腸、肛門、その周りのリンパ節を取り、人工肛門になります」

と告げられました。

S字結腸とか直腸と言われてもよくわかりません。あとで調べてわかりましたが、肛門のすぐ上に直腸が、その奥にS字結腸があります。直腸もS字結腸も大腸の一部で、大便がたまる場所のようです。小腸、大腸で栄養や水分が吸収されて、便となって排泄される直前のところがガンに冒されていたのです。さらに、体の中にはリンパ液が流れていますが、それが集まるリンパ節があちこちにあって、大腸の近くのリンパ節にもガンは転移しているという話でした。リンパ液は全身を流れているので、リンパ節に転移があるということは、ガン細胞がリンパ液に乗って全身に広がっていく危険性がとても高い、ということでした。

先生の説明を聞きながら、女房と顔を合わせました。お互い不安そうな顔をしていたと思います。「まさか自分が！」と改めて愕然《がくぜん》としました。ガンになるなんて他人事。2日前に先生から告知されたときも、簡単な手術と薬で治ってしまうだろうくらいにしか思っていなかったのです。

ショックだったのは、人工肛門にしなければならないということでした。これもあとから調べたことですが、ガンの手術というのは目に見える病巣だけを切り取るのではなくて、再発しないように広範囲に切除するのです。直腸ガンの場合、肛門をしめたりゆるめたりする筋肉まで切除するケースが多く、私の場合は肛門も取ってしまうということでした。そして、腸の一部をお腹の壁を通して外へ出し、肛門の代わりをさせる人工肛門（ストーマ）を作るというのです。

肛門がなくなる！　想像もできませんでした。便がお腹から出るなんてどういうことなんだ？　そんなこと抵抗なく受け入れられますか！　毎日、当たり前のようにトイレへ行って便をする。それができなくなってしまう！　お腹に取り付けた袋に排便する！　そんな状態が45歳から死ぬまで続く！　泣きたくなりました。重症のガンということよりも、そのことで頭がいっぱいになっていました。

人工肛門の厄介さは知人からも聞かされていました。好きなスポーツもできなくなる？　仕事はどうなるのだろう？　日常生活もこれまでのようにはできなくなる――どうしよう？　困る！

「人工肛門はなんとかやめてほしい。今回は肛門を残して、もしもガンが再発したら、そのときに人工肛門にしてくれればいいじゃないですか？」

そう懇願しました。

「それは危険だ、できない」

先生は受け入れませんでした。「危険」の意味が私にはわかりませんでした。肛門を残すと再発の危険性がとても高く、再発後に肛門を取るのでは手遅れになるという意味で、先生は「危険」と言ったのだと思います。

次に先生はこう言いました。

「余分な手術はしない。開けてみて、肛門を残せるようなら、残します」

この言葉に一縷《いちる》の望みを託して、私は先生の説得に渋々応じました。命のことを第一に考えれば、そういう選択にならざるを得なかったのだと思います。医者として最善の決断をしてくださったのでしょう。

手術は成功したが、再発の可能性は高い

早いほうがいいということで、5月の連休に入る前に手術と決まりました。春真っ盛りでした。家族で桜を見に行きました。テレビドラマで、ガンを宣告された人が、「あと何回桜の花を見られるだろう」とつぶやく場面を見たことがあります。その気持ちがわかりました。日本人にとって、桜は特別な花です。桜の花を見て、生きていることを実感します。今回が最後の桜かもしれないと思うと、ついついセンチメンタルになってしまいました。

手術の1週間前に入院して精密検査を受けました。そのときに、直腸ガンで間違いないこと、S字結腸、直腸、そして肛門を取って人工肛門にすると告げられました。肛門を残せるかもしれないというわずかな希望もありましたが、話の流れからあまり期待はできそうもありませんでした。肝機能も悪くなっているので、カテーテルを通して薬を入れるということも聞いたように思います。

「手術を受けたとして、どれくらいもちますか?」

と先生に質問しました。気になるところです。1年なのか2年なのか、10年くらい大丈夫なのか。もっとも気になることです。

「それはわかりません」

と先生は正直に話してくれました。

「まあ、再発の可能性はかなり高いでしょう。肝臓に転移するかもしれません」

先生の話を聞いて、楽観はできないなと緊張しました。不安も広がりました。ガンは再発が一番怖いということもあとから知りました。早期発見でいい手術をしても、再発すると治癒率がガタッと落ちるそうです。私の場合も、手術が成功しても再発の危険性は常に抱えていないといけない状態のようでした。遠からぬ先に死んでしまうことも頭に入れておかないといけません。

帰宅して1泊したあと、病院に戻りました。手術の前日でした。

手術当日には下剤をかけて腸を空にし、手術は昼の12時からはじまりました。麻酔促進剤を注射されて手術室に入りました。いつ麻酔がかけられたのか全然覚えていませんが、いつの間にか意識がなくなりました。手術は6時間ほどかかったそうです。

「終わったよ」

という先生の声が聞こえました。「ありがとうございます」と言ったのは覚えています。そのあと、リカバリー室に運ばれるまで「寒い、気持ちが悪い」と繰り返していたようです。女房、田舎の兄、所沢の兄、義妹がそばにいてくれたそうですが、まったく記憶にありません。

そのまま眠ってしまい、目が覚めると正面に柱時計が見えました。ちょうど12時を指していました。ずいぶん眠ったような気がして、そばにいた看護師さんに「今、何時ですか?」と尋ねると、「昼の12時に手術がはじまったでしょう。その夜の12時ですよ」と教えてくれました。数日も過ぎれば痛みも少しは軽くなっているだろうと思っていたのに、まだ半日しかたっていないわけで、しばらくは痛みに耐えなければいけない――とちょっとがっかりしました。

その日は痛み止めを打ってもらって、朝までぐっすりと眠りました。

翌日、先生から、

「肛門はダメだった」

と告げられました。

やっぱりそうか。肛門は残してほしかったですが、切除してしまった以上じたばたしても仕方ありません。人工肛門で生きていく覚悟を決めました。

「とにかく悪いところは取ったのだから、必ず良くなっていく」

私は自分に言い聞かせました。

排尿と排便で悪戦苦闘

手術後、最初にびっくりしたのは声が出なかったことです。お腹を大きく切ったので力が入らないのでしょう。１カ月ぐらいはしっかり話すこともできませんでした。

毎日熱が出るので、解熱剤を打って下げました。それが1カ月ぐらい続いたと思います。手術の影響で、膀胱に尿が溜まっても尿意を感じません。最初のうちは膀胱に管を差し込み小便を出していました。次に、尿管に通した管を短く切って、その先をクリップで止めました。その状態で2時間ぐらい待ち、クリップを外すと小便が出ます。そうやって徐々に尿意を感じるように訓練をしました。

しかししばらくは、やっと出てもじわっとにじみ出る感じで、すっきりしません。いつも残尿感が残り、気持ちが悪い状態が続きました。そのうちに膀胱炎と診断される始末です。とにかく小便のコントロールには苦労しました。

大便のほうは、人工肛門なので袋（パウチ）を腹に付けます。ノリで貼り付けるのですが、私はノリにかぶれやすく、いろいろなメーカーの袋を試してみましたが、どの袋もダメで、そのため袋を付けるのはやめて、「洗腸法《せんちょうほう》」という方法に変えました。点滴袋のような器具に体温ほどのぬるま湯を入れて、器具に付いている管でストーマから腸にお湯を注入します。最初は８００ccでしたが、今は１３００cc入れています。このお湯で浣腸のように排便を促すのです。出てくる便は袋で受けてトイレに流す。これを何度か繰り返すと、ほぼ１時間で大便が出尽くします。下痢気味でなければ、１日１回の排便で済みます。

手術前は便器に座って用を足していました。今は、毎日面倒な洗腸をしなければなりません。そうなってみると、トイレへ行って用を足すというごく当たり前のことが幸せなのだと気がつきました。

最高にうまかった術後の食事

術後３日目から院内を少しずつ歩きましたが、まだ早かったのでしょう。貧血で倒れてしまい、３日間点滴です。それでも、私は歩くのが大好きなので、術後６日目には、病院の階段を１階から屋上まで上がっては下りるを繰り返しました。歩いていると、なぜか元気が満ちてくるような気がして、８往復もしました。女房からは、

「あなた、やり過ぎよ」

と叱られました。いいと思うと、とことんやってしまうのが、私のいいところであり欠点かもしれません。

腸を切除しているので、１週間ほどは食べられません。最初の食事は流動食。何も入っていない、すまし汁みたいなものです。元気だったらそんなもの食べたいとも思わないし、おいしいとも感じなかったでしょう。でも、１週間食事をしてない身にとって最高の食事でした。

昆布だしの味が体にしみ、おいしかった。

流動食がお粥になり、スープみたいなものが、徐々に固くなります。食べるたびに新鮮で、「ああ、生きている」という喜びが満ちてきます。

帯津三敬病院では、希望する人には玄米食を出してくれました。あの当時、食事療法と言えば玄米食です。玄米をよく噛んで食べる。おかずは、大根やニンジン、ゴボウなどの根菜類が中心。肉は食べない。玄米菜食でガンが治ったという本もたくさん出ていて、玄米を主食にする患者さんが増えていました。

食事はとても大切なことだし、玄米菜食は体にいいだろうと思います。しかし、手術後、具の入っていないあのすまし汁を飲んだときの幸福感、さらにはお粥のおいしさ、固形の食べ物を食べたときの満足感。これを体験すると、あの食べ物は体にいいとか、これがガンに効くとか、そういうことがちっぽけなことに思えてきました。とにかく固形物を食べられるだけで幸せなのです。私は特別な食事療法にはあまり興味をもてませんでした。

結局、退院するまで白米で通しました。やっぱりご飯が大好き。それも白いご飯を食べると幸せを感じます。やっと白米を食べられるようになったとき、心の底から「ときめき」を感じました。

悪夢の温熱療法

手術から1カ月ぐらいたつと、同室の患者さんが次々に退院していきます。そろそろ自分も退院だろうと思っていると、主治医の滝原先生から、

「少し体を温めてみようか」

と言われました。こちらはもう終わりと思っているのですから、

「えっ、まだなにかするのですか？」

と、私は怪訝《けげん》な顔で聞き返しました。

「手術で取れないガンは、これからいろいろな治療をしていかなければならない。ガンは熱に弱いから、温めるといいのです」

との説明です。先生が言うのだから必要なのだろうと、「ではその治療をお願いします」と、気楽に答えました。これが地獄の始まりでした。まさか……あんなに苦しいとは！

私が受けたのは、ピシバニールという薬剤で高熱を出させ、その上、外からも温めて、徹底的に体温を上げるという治療でした。

ガンが熱に弱いというのは定説となっていて、ガン細胞は42・5度を超えると極端に生存率が減ってくると言われています。皮膚や筋肉などの正常な組織は、体温が上がると血流が増えて、熱を逃がそうとします。ところが、ガン細胞は体温が上がっても血流が増えず熱を下げることができないため死滅してしまう、という仕組みのようです。今は、私はこの説に異論をもっていますが、当時は何も知りませんから、やるしかありませんでした。

ビニールシートを敷いたベッドの真ん中に寝かされました。そのあとピシバニールを静脈注射で体内に入れます。しばらくすると、体温が上がってきて身体がガタガタと震えはじめました。これまで体験したことのないような震えです。何しろ、この薬を打つと、40～42度の体温になるのです。きっと、ガン細胞がある体の奥の体温が42・5度を超えるようにコントロールしているのでしょう。普通、体温が40度を超えることなどめったにありません。インフルエンザで39度くらいになると、つらくて苦しくてふらふらになります。それよりもさらに高熱ですから、どんなに苦しいか想像を絶します。限界寸前です。

その上、ふとんを3枚かけられ、体の両脇には湯たんぽが3つも入ります。看護師さんが検温をしてくれました。順調に体温は上がっているようですが、それに連れてこちらの苦しさもどんどん増して、息も絶え絶えです。そんな状態なのに、さらに点滴をしようとしています。

「これ……なん……ですか？」

と、息を荒らげて、朦朧《もうろう》とした意識の中で聞くと、「抗ガン剤です」という返答。温めるだけではないのかと唖然としました。とにかく苦しくて、その上に抗ガン剤を打ったらどうなるのか、想像する余裕もありません。やめてくれと断る気力もありません。声も出ません。任せるしかありませんでした。

それからの6時間の苦しみは今でも忘れられません。抗ガン剤が入ると、ものすごい吐き気に襲われました。1～2分おきに吐きました。吐くものがなくなってしまっても、吐き気はおさまりません。はらわたがちぎれるのではないかと思えるほどの吐き気です。喉が切れて傷がついたせいでしょう、吐き気と一緒に血まで吐くようになりました。喉もお腹も、さらに体のあちこちが猛烈に痛み出します。七転八倒というのは、まさにあのような状態を言うのでしょう。

「やめてくれ」「助けてくれ」

恥も外聞もなく、声にならない声でうめきつづけました。本当に内臓が口から出てくるという恐怖を感じました。このままではダメだと思ったので、なにか吐くものをお腹に入れてほしいと先生に頼みました。

「お湯ならいい。水は体を冷やすからだめ」

と先生は冷静です。せっかく体温を上げたのに、水を飲んだら体温が下がってしまうからです。お湯でも水でもいい。とにかくお腹に入れたい。そうしないと死んでしまう。そんなぎりぎりの恐怖の中にいました。

お湯をもらって、飲んでは戻す、飲んでは戻す、の繰り返しです。戻すものがあると少しは楽です。体の痛みも軽くなりました。戻したあとは吐き気がおさまるのですが、すぐまた襲ってきます。つかの間楽になるとはいえ、苦しいことに変わりありません。「あとどれくらいがまんすればいいんだ？」と、何度も時計を見ながら必死で耐えました。

６時間たって、待ちかねたようにナースコールを押しました。看護師さんに、「早く熱を下げてください」と手を合わせて頼みました。看護師さんは検温をしながら「まだ熱はありますね、すぐに熱を下げるのはもったいないけど、解熱剤を打ちますか?」と、私に聞きました。少しでも長く高熱が続いたほうがガン細胞へのダメージが大きいので、看護師さんとしては熱を下げたくない様子でした。

「何がもったいないだ、冗談じゃない、早く熱を下げてくれ!」と、私は内心で叫んでいました。一刻も早くこの苦しみから逃れたかったのです。解熱剤の注射を打ってもらって、やっとひと息つくことができました。

3枚もかけていた布団は汗でびっしょりと湿っていました。ビニールシートを敷いた理由がわかりました。布団を替え、パジャマを着替え、湯たんぽも外して、平熱になるまで24時間かかりました。といって、すぐに体力が戻るはずがありません。ぐったり死んだように横になっていました。食事も食べられる状態ではありませんでした。

1カ月後、もう一度この治療を受けました。あんな苦しみは勘弁してほしかったのですが、あのころは体力も気力も思考力も低下していて、半分投げやりと言うか、流されるままに治療を受けていたような状態でした。2回目は4時間がんばりました。あと2時間が耐えられませんでした。先生に手を合わせて頼み込み、やっと中止してもらいました。先生から「この治療をときどきやる」と言われましたが、こんなのを続けていたら命がなくなります。死なないまでも苦痛で気が狂ってしまうでしょう。とても受け入れられませんでした。あんな苦しい思いをするくらいならガンで死んでもいい。このときばかりは、気力を振り絞って「もう嫌です」とはっきりと断りました。

肝臓に転移⁉　恐怖が走る

手術は無事にすんだのに、こんなにつらい治療を受けたのにはわけがあります。

手術前の説明では、S字結腸、直腸、肛門、リンパ節すべてを取るだけでなく、肝臓も良くないので手術すると言われていました。肝臓は切らずにすみましたが、滝原先生から「肝臓は無理です。治らないです」と言われた記憶があります。もっと詳しい話があったのかもしれませんが、「無理です」「治らないです」という言葉が強烈で、「えっ、治らないの、死ぬの！」と絶望感でいっぱいで、告知を受けたときよりもはるかに大きな恐怖を感じました。

治らない？　死んでしまう？　死んだらどうなるのだろう？　ガクッと落ち込みました。まだ45歳です。もう少し生きたい。昼間、だれかと話しているときには気が紛れます。しかし、夜になってベッドに入ると、死の恐怖が襲ってきます。恐怖と不安で、いつまでたっても眠くなりません。このままでは体ばかりではなく精神的にも参ってしまいそうです。マイナスのことばかりを考えてしまいますから、晩ごはんがすむと睡眠薬を飲んで寝てしまうのです。ところが決まって夜中の2時くらいになると目が覚めます。そこからが苦痛の時間です。目がさえて眠れません。恐怖や不安との格闘です。夜の暗闇は人をどんどんと奈落の底に引きずり込みます。早く夜が明けてくれと祈っていました。

死の恐怖は、死と直面した人でないとわからないと思います。真夏の入道雲のように突然湧き上がってきて、どんどん膨張します。不安と恐怖の嵐がやってきます。もう気持ちのコントロールなんてできなくなってしまうのです。

死んだ夢も何度か見ました。体が動かず、自分は今死んでいるとわかるのです。妙にリアルな変な夢でした。どうすればこの悪夢から逃れられるのかと考えました。考えても考えても追いかけてきます。それを振り切って、とにかくネガティブなことはあまり思わないようにと自分に言い聞かせました。しかし、思わないようにしようと考えると余計に思うもので、「もっとポジティブにならないといけないのに」「ああ、ネガティブになってしまった」と自分を責めたり、苦しい日々が続きました。あれがずっと続いていたら、きっとうつ病になっていたでしょう。

どうやってそれを打開したのか。

私は、マイナスをプラスに変えて考えるのが得意なほうです。昔から、発想を上手に転換することで難局を乗り切ってきました。人に何か言われると、必ず「本当にそうかな」と考えるのが私の癖でした。人の言っていることをそのまま受け入れるのではなく、ちょっと距離を置き、縦にしたり横にしたり斜めにしたり、ときには分解して自分なりの理論にすることで納得できて、自分のものとして消化できるのです。マイナスの出来事でも、「本当に良くないことか？」と考えて、ちょっと角度を変えて見ると、「こういう見方もあるじゃないか」と、心が軽くなることはよくありました。

しかし、ガンは特別でした。すぐには発想の転換ができませんでした。ガンになると死ぬという世間で言われていることを、最初はそのままストレートに受け止めてしまい、自分自身の中で大変な混乱を起こしてしまいました。

しばらくしてから、やっと、ちょっとひねって考えてみようと思える余裕が出てきました。そうすることで打開策が見えてくるかもしれない。そう自分に言い聞かせると、徐々に本来の自分の姿が現われてきました。

私は、このような状態だったら5年後まで生きられる確率は30パーセントくらいだろうと考えました。いろいろ本で調べましたが、このあたりが妥当な線のようです。

30パーセントと言えば10人のうち3人です。これではあまりにも少ない。選ばれた3人に果たして自分は入れるのか、自信がもてません。すぐに考え直しました。「10人のうち3人しかではなく、10人のうち3人も生きられるじゃないか」と、よくコップの水でたとえられる話に置き換えたのです。

しかし、まだ落ち着きません。取ってつけたような感じで、心の底から安心はできないのです。まだ工夫不足です。さらにひとひねりしました。助かるのがわずか3人だとちょっと厳しい。でも医者は3人とは言っていません。30パーセントと言っています。患者の数が100人だったらどうでしょう？　助かる人は30人に増えます。これだと少しだけ希望が見えてきます。1000人にすれば、300人が助かります。まだ安心できないなら、1万人ならどうでしょう。3000人も助かるじゃないか。3000番目に入ればいいと思うと、マイナスの気持ちがぐっとプラスに傾き、ささやかながら、生きられるという自信が出てきました。3人も3000人も30パーセントには変わりないのですが、ちょっと考え方を変えるだけで、スーッと楽になります。

もう一つ、マイナスをプラスに変えるために、ガンになったのは「運命なんだ」と思うことにしました。あきらめたわけではありません。生きたいとか死にたくないという思いに固執するのではなく、生きるとか死ぬをもっと柔軟に考えてみたのです。

確かに、45歳で死ぬのはちょっと早い気もするけれども、もっと若くして死ぬ人もいます。平均寿命が80歳から90歳近くになっていますが、考えてみれば男の厄年は42歳で、昔ならそれくらいで亡くなる人はたくさんいたはずです。人生１００年なんていうのは最近の話で、人類はずっと「人生50年」くらいの寿命で生きていたはずです。それから見れば45歳なら、そこそこ生きたことになります。

たとえ１００歳まで生きたとして、それで幸せかと言うと、早いか遅いかの違いだけで、死ぬときは同じように不安や恐怖や後悔があるのではないでしょうか。それなら、今死んでも同じことです。ジタバタしながら死から逃げようとするのではなく、死を受け止めようと考えました。

そのように死に対して腹をくくると、少し前向きに生きられるようになってきました。間もなく死ぬのなら、残された時間はあまりない。時間を無駄にするのはもったいない。できるだけ楽しく生きたい。思い出をいっぱい残したい。人の悪口や批判なんかで無駄に時間を使いたくない。私がいたことをひとりでも多くの人に覚えていてほしい。一瞬一瞬が大切に思えました。

さらにいろいろと悩み、考えているうちに、はっと気がついたことがありました。死ぬことばかりを考えているけれども、まだ自分は生きているのだ、という事実です。

今は「生きている」状態にいるわけで、どんどん悪化していけば死ぬだろうけれど、このままの状態を維持できれば生きつづけられるはずです。これ以上体調を悪くしなければ死ぬことはないはずです。それなら、今の私が考えるべきことは、これ以上体調を悪くさせないことと、それに少しずつでも体調を上げていくことです。そうすれば、死からだんだんと遠ざかることができます。回復するまでには、1年か2年か？何年かかるかわからないが、必ず良くなるはずだ。そんなふうに考えました。

少しでも身体に良さそうなことをしよう。毎日積み重ねていけば、必ず良くなるはずだ、積極的に治療に取り組もうという気持ちになりました。

それまでは医者に言われるままに治療を受けてきました。それではいけないと思いました。医者の意見は参考にするとしても、病気を治すのは自分自身が主体にならなければならない。ガンについて、ガン治療について、一所懸命に勉強しようとむさぼるように本を読みました。そして、自分なりの理論を組み立て、それに沿って、治療計画を立てました。その中心になったのが、漢方薬であり、ビワの葉温灸であり、気功でした。

漢方薬とビワの葉温灸、そして気功

私がやった治療について触れておきます。

温熱療法と抗ガン剤で、私の体は悲鳴を上げていました。もうこんなきつい治療は二度としたくない。いや、もう絶対にしない！　と決めました。

幸いなことに、帯津三敬病院ではさまざまな治療を受けることができます。こういう治療をしたいと言えば、たいてい、その希望はかなえられました。ガン治療というと、手術、抗ガン剤、放射線と相場は決まっています。多くの病院では、それ以外の治療法をやりたいと言うと、うちではできないのでほかでやってくださいと見放されます。

今でこそ、統合医療と言って、西洋医学以外の治療法を取り入れている病院やクリニックが増えてきましたが、当時は数えるほどしかありませんでした。そういう病院が自分の仕事場の近くにあったということは、とてもラッキーだったし、何か大きな意味があってのことだった、と私は感謝しています。

最初にやろうと思ったのは「漢方薬」でした。

帯津三敬病院には、２カ月半入院しました。主治医の滝原先生からは、「もう少し入院を続けて治療したほうがいい」と言われましたが、そのころ義父が交通事故で亡くなり、どうしても葬儀に出たいのでと無理を言って退院しました。

滝原先生は漢方医学（中国医学）にとても造詣《ぞうけい》が深く、そのころ中国から病院に来ておられた邱《きゅう》佳信《けいしん》先生という漢方の名医と一緒に、私に漢方薬の処方をしてくださいました。そういう優秀な漢方医がふたりも病院にいたのも幸運でした。

漢方薬と並行して行なったのが「ビワの葉温灸」です。これは患部や経穴《ツボ》にビワの葉の表面が当たるように置いて、その上から温灸を施すという江戸時代から続く民間療法です。今は器械で温灸ができるようになりましたが、私が入院していたころは、患者さんの体（患部や経穴）にビワの葉を置き、その上から棒状に固めたもぐさ（ヨモギの葉を干したもの。お灸に使う）に火をつけて押し付けるというやり方でした。お灸と指圧が組み合わさった施術で、ビワの葉を温めることでアミグダリンというガンに有効とされる成分が出て、それが皮膚から吸収されるという効果があります。とても体が温まり、血流が良くなります。

もぐさからもくもくと煙が出ます。何人かが道場に集まってやるものですから、道場の中には煙ともぐさの独特のにおいがたちこめました。あの煙とにおいの中にいると、いかにも治療をしているという実感があって、私にとってはとても快適な時間でした。

さらにもう一つが「気功」です。帯津三敬病院の道場では、朝は7時半から、午後は1時から、帯津先生も参加して気功をやっていました。

やってみると、これはいいとすぐにピンときました。何しろ、数千年にわたる中国の長い歴史の中で残った健康法で、今も盛んに行なわれているものだからです。元気になってから何度か中国へ行きましたが、北京や上海の朝の公園ではたくさんの人が気功をしていました。体にいいという実感があるからこそたくさんの人がやりつづけているのでしょう。毒にも薬にもならないものだったら、とっくに消えていたに違いありません。

最初は、手術の影響で正座やあぐらが難しかったので、主に立ってできる「太極拳」に取り組みました。入院していた2カ月半のうちに、ほぼ太極拳の動きを覚えることができました。最初から最後まで15分ほどですが、ゆっくりゆっくり体を動かし、倒れたりよろけたりしないようにバランスをとる動きを繰り返していると、気持ちいいほど集中ができます。あれやこれやの雑念が消えて、終わったあとは体も心も頭もすっきりするのです。

退院してからは「郭林新気功」も習いました。ひたすら歩く気功です。歩くと言ってもただぶらぶら歩くのではなく、規則正しく、体を左右にねじりながら歩きます。歩くリズムに合わせて呼吸もリズミカルに吸ったり吐いたりします。

最初は教えられたとおりに歩いていましたが、走るのが好きなので、歩いても走っても同じだろうと、歩く気功を走る気功に変えました。毎朝1時間ぐらい、調子がいいと2時間ぐらい走りました。

家で太極拳や郭林新気功をやったあと、昼は病院の道場に行き、患者仲間と一緒に気功の練習（練功と言います）に励みました。こうして生活にリズムが生まれ、気持ちに張りが出てきました。

このころから、血液の流れを良くすることに本気で力を注ぎました。血流の悪さがガンをつくっているということにうすうす気づいたからです。このことについてはあとで詳しく書きます。

とにかく体を動かし、体温を上げること。痛いところがあれば、そこをマッサージします。体は動かすためにあります。足は歩くため、手は何かをもったりするためにあります。体を用途どおりに使うことに心を配りました。肺は呼吸するためにあるのですから、肺の動きを意識しながら、何度も深呼吸をしました。肺を動かせば横隔膜も動きます。さらに、体をひねって内臓に刺激を与えました。

病気になると体を休めなければならない、とじっとベッドに横になっている人がいます。動かないと、体の機能はどんどん低下してしまいます。これは一番悪いことだと思って、せっせと体を動かしました。

ビワの葉温灸、気功で1日が終わる

私の闘病体験をひととおりお話ししました。肉体的にも精神的にもつらく苦しい日々でした。しかし、人生はどう転ぶかわかりません。ああいう大変な思いをしたからこそ、かつての私と同じような状況にある人たちの力になれる場をいただいたのです。あのころの一つひとつの体験が今に生きています。

今の私は、ガンでお世話になった、埼玉県川越市にある帯津三敬病院で働いています。帯津三敬病院は昭和57（1982）年に、現名誉院長の帯津良一先生がホリスティック医学（人間まるごとを診る医学）を目指して設立されました。西洋医学だけでなく、さまざまな代替療法（鍼灸、漢方薬、気功、ホメオパシー、心理療法、食事療法、ビワの葉温灸など、西洋医学以外の治療法）を受けられる病院です。帯津先生は、もともとは食道ガンが専門の外科医でした。ガンを撲滅するために、日々、手術の腕を磨きましたが、それでもガンが再発して病院に戻ってくる患者さんはあとを絶ちませんでした。あんなに完璧に手術をしたのにどうしてだろうと悩んだそうです。

さんざん思い悩んだ末、西洋医学だけでは不十分だと、中国医学に可能性を見出そうとしました。実際に中国まで出かけて行って、漢方薬や鍼灸、気功などの治療を見聞し、中国医学は西洋医学を補うという意味でとても効果的だと、手ごたえをもって帰国したようです。しかし、当時勤めていた都立病院では、当然のことながら西洋医学が中心で、中国医学が入り込む隙間はありませんでした。そのため、生まれ故郷の埼玉県川越市に病院を建てて、西洋医学と中国医学を結合させたガン治療（中西医結合医療）を始めたのです。

その後、さまざまな代替療法を取り入れる一方で、方法論だけではなくて、死のこと、命のことなど、生命哲学などをしっかりと踏まえた上で、ガンという難病と立ち向かうホリスティック医学を提唱し、実践してきました。

私は医者でもなければ、看護師でもありません。もともとはただの患者でしたが、この病院に入院し、帯津先生の考え方に共鳴し、そうしたことで生き方が大きく変わりました。ガンになったあと、とても人生が豊かになりました。その恩返しがしたくて、私と同じようにガンという病気で悩んでいる患者さんのお役に少しでも立てればと、この病院で働かせていただくことになりました。

私の仕事は、患者さんを病室に訪ねて、希望する患者さんにビワの葉温灸をしたり、病院内にある道場で一緒に気功をすることです。私はビワの葉温灸が大好きで、自分が入院中には毎日のようにやり、病院で働くようになってから、「ビワの葉温熱療法普及会指導員」という民間資格をとりました。入院患者さんにはもちろん無料で施術しています。

私は月曜日から土曜日まで病院に通っています。朝の９時から患者さんの部屋を回ってビワの葉温灸をします。ひとり20分から30分くらいです。まずは足の裏からすねの両脇を温めます。次にうつぶせになってもらい、背骨の両側を温めます。それが基本的な施術です。痛みがあれば、そこを温めることもあります。

ビワの葉温灸をしている間、世間話や私の体験、考え方など、いろいろとお話をします。ガンの患者さんは心の中に不安や恐怖をもっています。私は、できるだけ希望がもてるような話をして、一緒になって笑ったり、気分がまぎれるような時間をつくれればと思っています。わずか20分か30分ですが、気持ちをリセットできれば少しずつ前向きになれるものだということは、私は自分の体験から感じています。

ビワの葉温灸の施術は、毎日、５人から６人くらいでしょうか。主治医から頼まれた患者さんをお訪ねしています。みなさん、「気持ちいい」「楽しい時間だった」と喜んでくださいます。本当なら1時間でも2時間でもやってあげたいのですが、午前中に終わらないといけないので、どうしても短い時間になってしまいます。

お昼ご飯が終わると、1階の受付の横にある道場へ行きます。道場は、気功や帯津先生の講話やリハビリが行なわれている、この病院にはなくてはならない場所です。帯津三敬病院では、入院患者さんには気功の時間割が配られます。太極拳、丹田呼吸法、「時空」という気功法など、いろいろな種類の気功をすることができます。参加は自由で、患者さんは自分の都合や気分、好みに合わせてどの気功をやるか選びます。1時から1時半、2時から2時半と、30分単位でやっています。私は、どの気功もひととおり覚えました。患者さんは、気功は初めてという人がほとんどなので、私がやるのを見ながら、徐々に覚えていきます。私もこの病院へ入院したころはそうでした。気功でガンが良くなるとは思っていませんでしたが、それでも体をゆっくり動かし、深い呼吸をすることがとても気持ちをリラックスさせてくれました。毎日、まわりをキョロキョロ見ながら動きを少しずつ覚えていきました。いつの間にやら、気功を始めて30年になります。

気功と気功の間に30分の休憩時間があります。午前中にビワの葉温灸ができなかった人がいるときには、この時間に患者さんの病室へ行くことにしています。

こんな調子でずっと患者さんと接していますので、アッと言う間に1日は終わってしまいます。楽しい時間は早く過ぎるのですが、私にとっては、この病院で働いて患者さんと接する時間というのは、これまでの人生では感じたことのない充実した時間です。

自分のガン体験を話すと、患者さんは心を開いてくれる

「大野さんに会うのを一番楽しみにしているんだ」
と言ってくれる入院患者さんもいます。そう言われると、とてもうれしくなってきます。

私はもともと口下手で、無口な人間です。患者さんに笑ってほしいと思いながらも、なかなか冗談が出てきません。無理に軽口を言うのも白けてしまいますので、私は私のペースでお話しすることにしています。ありのままの私で接することが、患者さんも気を使わないし、喜んでくれるのではないかと思うからです。

患者さんが私のことをスッと受け入れてくれるのは、私が末期ガンを体験しているからだろうと思います。入院したばかりの患者さんの部屋へ行くと、最初は怪訝そうな顔をします。医者でもないし看護師でもない私がどうして来るのだろうといぶかし

がっている感じが伝わってきます。

私は、患者さんにごあいさつし、「この病院でビワの葉温灸を担当している大野と言います」と自己紹介をします。ビワの葉温灸とはどういうものか、どんな効果があるのかを簡単にお伝えしたあと、ご了解を得られたら施術に入ります。そして、施術をしながらいろいろなお話をするのですが、自分が末期ガンだったこと、そんな自分でもこんなに元気になって患者さんに施術をする側になっていることを、時間の許す限りお話しします。ビワの葉温灸をしていると、患者さんはとてもリラックスできますし、私が同じ病気で悩んだ経験があるということで素直に心を開いてくれます。次に行ったときからはとてもスムーズにお話しできます。悩みや不安がいっぱいの患者さんにとっては、私がどうやって元気になったか知りたいに違いありません。私が行くのを心待ちにしてくれます。

そういう関係になれば、とても話がしやすくなります。ガンという病についても、自分が感じていることをお話しします。医者や看護師が言ってくれないようなことばかりですので、みなさん、とても興味をもって聞いてくれます。

たとえば、こんな話をします。

「癌という字は、病だれに品と山って書きますよね。どうしてだかわかりますか？」

現在では、ひらがなやカタカナで書くことが多くなってきましたが、漢字では「癌」です。何か意味ありげな、象形文字っぽく見えますね。

こんなふうに説明します。

その昔、ガンは品物を山ほどもっていた人がなった病気だったのではないでしょうか。つまり、お金持ちのなる病気です。経営者とか大地主とその家族の人たちがガンになることが多かったのです。なぜか。お金持ちの家には奉公人がいましたから、自分では動かなくても、掃除も洗濯も農作業も、すべて奉公人がやってくれます。自分は指図をするだけで良かったのです。当然、運動不足になります。その上、お金があるからおいしいものをたくさん食べます。好きなものばかり食べていたら、栄養は偏《かたよ》ります。毎日のように宴会をしていたかもしれません。

それに加え、上に立つ人はお気楽ではいられません。人間関係やお金のことなど、悩むことはたくさんあったはずです。人からねたまれたり、悪口を言われることもあったでしょう。うまくいかないとイライラする。毎日、大変なストレスがありました。ストレスがあるから余計に食べたり飲んだりする。そんな繰り返しだっただろうと思います。

つまり、運動不足、食べ過ぎ、栄養の偏り、ストレス……。ガンの原因になることばかりです。

「そこから『癌』という漢字ができたのではないでしょうか。今は、だれもが昔のお金持ちと同じ生活をしています。だから、こんなにもガンが多いのだ、と私は思っています」

そんなお話をすると、とても喜んでくれます。

ガンになった人の多くは、「どうして自分がガンになったのだろう?」「何も悪いことはしていないのにどうして?」と思っています。私もそうでした。理由がわからないのはとてももどかしく、どこに怒りをぶつけたらいいのかわからずイライラしてしまいます。しかし、私が「癌」という漢字の話をすると、「自分の生活に原因があったのだ」と気づくようです。それで、ホッとする部分もあるようで、笑顔が出てきます。「あなたの生活習慣が悪いんですよ」と大上段から言ってしまうと、患者さんも反発したり落ち込んだりするかもしれませんが、こういう言い方だと、素直に話を聞いてくれます。

私は患者さんの変化がうれしくて、笑顔が見たくて、いろいろな話を仕入れて、今日はこんな話をしようと思いながら病室をノックします。ときには患者さんから難しい質問があることがあります。たとえば、「クジラはどんな役割をもって生きているのでしょう？」なんて聞かれるのです。そんなこと、動物学者でもわからないと思います。でも、私はあれこれ理屈を考えたり、調べものをするのが好きなので、一所懸命に答えを探します。やっと自分なりに答えを導き出したときのうれしいこと。喜び勇んで、患者さんのところへ飛んでいきます。

私が夢中になって自分の発見を話すと、患者さんは笑いながら聞いてくれます。だいたい、私はかなりひねった形の答えを出しますから、それをきっと面白がってくれるのだと思います。クジラの話は、後ほどしたいと思います。

そんなふうにして、私は患者さんたちと親しくなっていきます。

看護師さんも、「私は、大野さんが行ったあとに患者さんのところに顔を出すのが好きです。患者さんがすごく機嫌がいいから」と言ってくれます。そうやって、患者さんが少しでも前向きになってくれることが、私の仕事であり、最高の喜びです。

（第3章）

人生が変わってきた

朝から晩まで仕事仕事

退院して家へ戻ってしばらくの間、

「あなた、変わったわね」

と、女房は首を傾げました。ガンという大病をして、死の恐怖にさいなまれ、そこからはい上がってきたのですから、多少は変わるのも当然です。再発の不安もあります。生とは何か？　死とは何だろう？　と考えない日はありませんでした。前はそんなことなど考えたこともありませんでした。

病気になる前の私は、朝から晩まで仕事仕事の毎日でした。独立するまでは東京都内の会社へ通っていました。結婚してすぐに川越に家を建てたのですが、朝早くに出て帰るのは夜遅く、家はただ寝るだけの場所でした。

昭和55（1980）年に兄と共同で「フィールドビッグ」という会社を設立しました。周波数の高い電気を発生させるための装置の製造が主な仕事でした。工場や研究所で使う大きな機械です。重さにすると数百キロから1トンくらいまであります。自宅を改装して工場にしました。鉄骨工事をして、そこにクレーンをつけて、狭いところでなんとか作業ができるスペースを確保しました。工業高校の電気科を出ていて、卒業後も電気関係の会社で働いてきた私が製造を、兄が営業を担当しました。前の会社で同僚だった青見浩一郎《あおみこういちろう》君という1歳年下の友人も一緒に働いてくれました。「フィールドビッグ」という社名は青見君の命名です。大野という苗字をひっくり返して英語にしたものです。

４カ月後、別の友人が広い工場を貸してくれることになりました。そこを2年間使い、仕事も順調に進んで銀行も資金を貸してくれるようになったので、土地を購入して工場を建てました。その場所が、帯津三敬病院からは歩いて10分ほどの距離のところで、今は私の自宅となっています。

あの当時は、とにかくよく働きました。バブルの最盛期。仕事はいくらでもありました。仕事をすることは苦ではありません。子どものころから理数系が得意で、物づくりにも興味があったので、電気を扱うのは大好きでした。

忙しかったけれども充実した毎日でした。しかし、知らず知らずのうちに体を酷使し、ストレスをためていたのだと思います。冷たいコンクリートの上で何時間も働いていると体が冷えます。食事も決まった時間にゆっくりできるものではなく、食べられるときに何でもいいので腹に入れるという調子です。一日中工場にこもりきりですから、運動不足です。いつも納期に追われて、寝ずに働くこともたびたびでした。好きな仕事とはいえ、これはストレスになりました。

仕事オンリーの生活が何十年も続いたのですから、体が悲鳴を上げるのも当然のことでした。女房は、経理の仕事を手伝ってくれていましたが、働きづめの私を見て、「いつか倒れるのではないか」と不安に感じていたようです。

社長がガンになると会社も見放される

その後、ガンになって入院し、きつい治療を受けて、仕事人間の殻が少しずつ割れてきたような気がします。退院後の私は、青見君に仕事を任せて、毎日のように帯津三敬病院に通いました。診察ではありません。道場へ顔を出し、気功をやって、あとは患者仲間といろいろなことを語り合って半日を過ごすのです。

青見君はとてもまじめな人で、できるだけ私に楽をさせてやろうと、ほとんどの仕事を嫌な顔一つせずに引き受けてくれました。彼のおかげで、私の入院中も会社は何とかもちこたえることができたのです。青見君は、平成14（2002）年に胃ガンで亡くなりました。56歳になったばかり。先に彼が逝ってしまうとは想像もできませんでした。親友の死には私も落ち込みました。

あとで知ったことですが、私の入院を知った親企業は、「ガンになったのでは大野はもうだめだろう、どこか仕事を出せるところを探さなくては」と、あちこち当たったそうです。当然のことかもしれません。下請け会社の社長が倒れたのでは親企業も困ります。きちんと手を打っておくのが危機管理です。そのとき代わりになる会社が見つかっていたら、私の会社はつぶれていたはずです。

ガンという病気は、宣告されたとたん個人ばかりではなく会社までつぶしてしまいます。それだけ強烈なマイナスのインパクトをもっているようです。自分がガンになって、そのことを痛感しました。だから、多くの人がガンを隠そうとするのです。特に社長という立場だと、取引の関係には伏せることが常道のようです。銀行に知られると融資を打ち切られることもあります。

世間では、ガンになったらもうだめだとあきらめるのが当たり前です。がんばって闘病していても、もう終わったとして葬られてしまいます。

退院後、あの仕事人間だった私が青見君に一切を任せて、毎日帯津三敬病院へ通うようになったことに、女房はびっくりしたようです。私は、病院の道場へ行くのが楽しみで仕方ありませんでした。毎朝、目が覚めると、今日はどんな人と会えるだろうか、どんな話をしようかと、恋人に会いに行くようにワクワクして、勝手に足が病院に向かうのです。

道場へ行くと心が安らぐ

人とかかわることがこんなに楽しいものだとは思いもしませんでした。子どものころから無口で、引っ込み思案。高校を出てからは仕事関係の付き合いが中心で、親しく話せる仲間も大してているわけではなく、必要最低限の話をするだけ。黙々と設計や組み立ての作業をする毎日でした。やらなければならないことに追われ、責任感を背負い込んで、いつもプレッシャーを感じていました。

ところが、道場ではまったく違う世界が待っていました。集まってくる患者さんたちのそれぞれの体験を聞いていると、なぜか元気が湧いてきます。不安や悩みが軽くなっていくのです。

ガンという大変な病気を患っているにもかかわらず、平穏で幸せなこの感覚はいったい何なのでしょう。仕事に追われていたときとは比べものにならないくらい心がポカポカと温かいのです。

もし私が以前のようにひとりっきりだったら、恐怖や不安に押しつぶされてしまったでしょう。同じ悩みを抱えた仲間と素直な気持ちで会話ができたことで、気持ちがどんどん前向きに開いていったのだと思います。

女房が言うように、私はガンになってかなり変わったと思います。どこがどう変わったのか、私は自分を見直しました。確かにこれまでの自分とは違う自分がいました。ガンになる前と後とではどんなことがどんなふうに変わったのか、私なりに分析してみました。

人と一緒に何かをする楽しみを知ったようです。

気功のおかげで前向きに

ウキウキしながら道場へ通ったことでわかるように、患者仲間とのかかわりが私を変えてくれました。

患者仲間と心地よくかかわれたのは、気功の存在が大きかったと思っています。気功をやっていると、体の内側からエネルギーが湧き上がって、元気が出てきます。一人ひとりのエネルギーが外にあふれ出し、道場全体の気がとても高くなります。気功が終わっても、道場には気が満ちています。自分の体の中にも気が充満しています。

みんなが同じ病気をもっているので、集まって話をしているだけではどうしても傷のなめ合いになりがちです。愚痴や不満も出てきます。しかし、私たちは、気功のおかげで、つらいとか苦しいといった話よりも、こんなことがしたい、こんなことに興味があるといった話題で盛り上がりました。

工場では人と話しても、仕事の打ち合わせくらいのことで、ほとんどの時間、黙って機械と向き合っていました。道場では話が途切れることはありません。冗談が飛び交い、笑い声が絶えませんでした。常に前向き、話をしているうち、だれが音頭を取るわけでもなく、思ってもみなかったようなことが決まることもありました。

あるとき、気功が終わってみんなでワイワイ話をしていると、ある女性患者さんが、

「今度、商店街で落語があるみたいよ。久しぶりに大笑いしたいわ」

とみんなにチラシを見せてくれました。川越には一番街という蔵造りのお店が並ぶ有名な商店街があります。その通りにある老舗の和菓子屋さんの裏がちょっとした演芸のできるスペースになっていて、そこで落語会が開かれるというチラシでした。定期的にやっているようでした。

仲間と初めて川越の街を散策

私は昭和49（1974）年に結婚してからずっと川越で暮らしていました。ガンになったときには、川越暮らしは17年になっていました。落語会のチラシを見せられたとき、「そういえば、川越のことを何も知らない」と気がつきました。平日は朝早くから

夜遅くまで働き、土曜日曜も仕事だったり、疲れてゴロゴロしていて、川越の街を見て歩くようなことは皆無でした。蔵造りの街並み、喜多院、菓子屋横丁など川越には観光地がたくさんあるのですが、一度も行ったことがありません。川越どころか、旅行とか観光とか、ほとんどありません。ひたすら仕事仕事の日々でした。

落語会のチラシを見て、「車があるから、連れて行ってあげるよ」と、私はみんなに声をかけました。「わっ、本当に行けるの！　うれしい」と、言い出しっぺの女性患者さんは歓声を上げました。「私も行きたい。連れてって」と何人かが手を挙げました。たかだか車で15分ほどのところに連れて行くだけですから大した労力ではありません。それなのに、こんなに喜んでもらえるとは、びっくりです。

帯津三敬病院は、田んぼが広がっている川越市の郊外にあります。落語会の開かれる一番街まで行くには、電車に乗って川越の中心部に出ないといけません。病院から最寄駅まで、さらに川越駅から一番街まで、それぞれ10～15分ほどは歩きます。遠くから来た土地勘のない人は、落語が聞きたくても、ひとりではなかなか「行こう」と決心ができません。「連れて行くよ」とは、自分でもいい申し出だったと思いました。人は、こういうささいなことで喜んでくれるのです。

何人かで落語会に出かけて大いに笑いました。そのあとコーヒーを飲みながら雑談をしたのですが、外出先というだけでまた違った盛り上がりがあります。

そのとき私は思いました。ガンに限らず、病気になるとどうしても活動範囲が狭くなる。体調が悪ければ仕方ないとしても、動ける間は、どんどん動けばいい。ガンになったからと言って、楽しみを横に置いて、眉間にしわを寄せて生きる必要などないはずだ。困った、つらい、大変だ、心配だと、そんなことばかりではなく、もっと楽しんでみよう。

それからは「こんなところへ行きたいんだけど」と言う人がいれば、「私が連れて行ってあげますよ」と、できる限り、その人が楽しむためのお手伝いをしようと決心しました。

もっと何かできないか。もっと楽しいことはないか。私はいつも考えていました。病院の道場では、私だけでなく、みんなから「こんなことしたいね」と、さまざまな提案が出てきて、ますます病院の道場へ行くのが楽しみになりました。

そんなあるとき、患者会を作ろうという話が持ち上がりました。といっても、堅苦しいことではなくて、せっかく集まっているのだから名簿くらいは作ってみようかという程度の乗りです。

その後、私が帯津三敬病院の職員になった平成11（1999年）年に改めて患者会を結成しました。病院には遠方からの方もたくさん入院していました。退院すると、病院とは縁が切れてしまいます。遠くに離れていても何かつながりをもっていたいということで、会報誌くらいは作って、患者会の近況を知ってもらおうということになりました。地元に住んでいて、あれこれ入院患者さんのために奔走してくれている田口克己さんに初代の会長になってもらいました。私は職員だったので、病院との橋渡し役をするなど、サポート役になりました。

患者会では、年に４回の会報誌を出す以外に、３月に雛人形、５月は鯉のぼり、７月には七夕の飾り付けをします。12月には松ぼっくりでクリスマス飾り。そんな季節に合わせた行事をやっています。できた雛人形や鯉のぼり、クリスマス飾りは、寝たきりで道場へ出てこられない患者さんに配ります。ともすれば暗くなりがちな病院生活です。ちょっとしたことでも患者さんの気晴らしになります。少しでも潤いが出ればいいかなと思って活動をしているのです。

私の変化の一つ目は、人と語り合い、一緒に何かをすることの楽しみを知ったことです。ガンになる前は人と話すこともあまりなく、ほとんど笑顔がありませんでした。いつも疲れた顔をして黙り込んでいました。それが、患者仲間と仲良くなってからは、毎日が笑顔です。家でも笑いながら女房と話をするようになりました。

この変化を皮切りに、日に日に自分が変わっていくのがわかりました。まわりの人たちや出来事が、私を変えてくれました。本当に心地のいい変化でした。どんな変化があったか、さまざまなエピソードを交えながらお話していきたいと思います。

感動をくれたふたりの患者さん

これまでの自分は、平坦な道を、元気もなくとぼとぼ歩いていたような気がします。ガンになってからは、まわりにドラマがいっぱいあって、生きるというのはなんとエキサイティングなのだ、と感動の連続でした。

忘れられない出来事があります。

平成7（1995）年。私が手術を受けて4年後のことです。阪神大震災や地下鉄サリン事件といった大きな衝撃からはじまった年です。10月ごろに後藤利一《ごとうとしかず》さんが入院してきました。当時60歳。愛知県刈谷市の方で、3年前に肺ガンで左肺を切除する手術を受け、翌年には大腸に転移して再手術。その後、肝臓への転移も見つかって、手の施しようがなくなったと帯津三敬病院に入院してきたのです。もうじき孫が生まれるので、それまでは生きていたいと言っていました。

後藤さんは毎日道場へやってきては呼吸法や太極拳に励んでいました。私もいろいろとお話をしました。真面目で頼りがいがある方でした。

　後藤さんが入院して2カ月後、村上清子さん（当時47歳）が入院してきました。彼女は早期の乳ガンを手術していて、再発を防ぐために何かやらなければということで、帯津三敬病院を頼ってきたのです。彼女は、障がい者施設で働きながら、自ら歌を作ってライブやコンサートで発表していました。ご主人もミュージシャンでした。

　ガンとわかったことで大きなショックを受け、声も出なくなり、音楽への情熱もなくなっていた様子でした。それでも、ギターをもって入院してきたので、「何者だろう？」と、スタッフや患者さんから注目されていたようです。

　どういうわけか、後藤さんは村上さんのことがとても気になったようでした。彼女に声をかけて道場に誘い、数日後には村上さんもみんなと一緒に気功をやったり、おしゃべりする仲間になりました。

　しばらくして、彼女に道場でコンサートをやってもらったらどうだろうという話で盛り上がりました。病院に入院していると、「ガン患者」ということでひとくくりにされてしまいますが、一人ひとりがいろいろな特技をもっています。特に村上さんのようなシンガーソングライターの才能はだれにでもあるわけではありません。ガン患者というくくりに埋没するのではなくて、自分はこんなことをしてきたのだと表現をするのはとても大切なことだと思います。私は、彼女のコンサートにはもろ手を挙げて賛成でした。私も歌は大好きです。歌を歌ったり聞いたりしていると、元気が出てきます。村上さんも、「まだ十分に声が出ないけれども」ということでしたが、喜んで引き受けてくれました。

とてもいいコンサートで、涙を流しながら聞いている人もいました。もちろん、私も大感動しました。ガンという共通項のせいもあって、余計に共鳴できたのでしょう。後藤さんの感慨深げな表情が記憶に残っています。

帯津三敬病院の歌

村上さんが退院する前日のことです。

「帯津三敬病院の歌を作ってみたらどうだろう」と、後藤さんが村上さんに話しかけました。

最初、そんなことできないと村上さんは断りました。しかし後藤さんは、「どうしてもあなたにやってほしい」と食い下がりました。

「それなら、後藤さんが作詞をしてくれる？　私が曲をつけるから」

となりました。

後藤さんには作詞の経験などありません。何をどう書けばいいかもわからないまま、とにかく何か書こうと、ほんの数行、たどたどしい文字で、帯津三敬病院に入院して、体験し、感じたことをメモにして、翌朝、村上さんに手渡しました。

村上さんはそのメモを新潟の知人宅に向かう列車の中で読んだそうです。言葉の羅列だったそうですが、一つひとつの言葉に思いがこもっていて、読んだ村上さんの心が震えました。彼女は、後藤さんのメモをもとに歌詞を作りました。ふたりは何度も電話や手紙で打ち合わせをして、翌年にできあがったのが帯津三敬病院の歌「この街で」です。

病院では昼の気功の後、みんな車座になってこの歌を歌います。道場でのコンサートのように、患者さんの中には歌いながら涙を流す人もいます。

この歌ができたことで、患者会の結束はいっそう強くなりました。

中国の上海市に「上海ガンクラブ」というガン患者の集まりがあります。毎年5月の連休になると、帯津三敬病院を中心に20名ほどの一団が帯津先生と一緒に上海に赴いて、ガンクラブとの交流を重ねています。

「この街で」ができた翌年には後藤さんも参加しました。中国へ出発する前、後藤さんは歌詞を友人に中国語に訳してもらい、それを中国留学の長い鍼灸師の鵜《う》沼《ぬま》宏《ひろ》樹《き》先生がカタカナにしてくれました。上海での交流会ではみんなでステージに上がり、日中のガン仲間が中国語で歌いました。後藤さんが亡くなったのはその翌年でした。残念でしたが、歌はいつまでも生きつづけています。

後藤さんの生き方に、私は感銘を受けました。数カ月先のこともわからないような厳しい状況でありながら、「この街で」を作るために情熱を注いでいました。村上さんを口説き、やったこともない作詞に取り組み、ふたりで歌を作り上げて、患者会の仲間が上海で合唱するところまで育て上げたのです。そこに私利私欲はまったくありません。後藤さんは、人生の晩年を過ごした帯津三敬病院での体験や感じたことをなんとか残したいと思ったのでしょう。自分のためではなく、この歌が少しでもガンを患って悩み苦しむ人の救いになればと願っていました。

村上さんも自分自身が悩んだだけに、後藤さんの思いに共鳴したのでしょう。ふたりのそういう気持ちがこもった歌ですから、歌いながら涙を流す人がたくさんいるのです。私も、この歌を歌いながら、彼らのような生き方をしたいと強く思いました。少しでも同じ苦しみを背負った人の役に立ちたい。もし、自分にできることで、仲間たちの背負う荷物が少しでも軽くなればと、今でもこの歌を歌い、聞くたびにそう思うのです。

作曲者の村上清子さんは退院後も元気に過ごしています。平成29（２０１７）年の6月の初め、ご主人の雅人さんと一緒に川越にやって来ました。平成13（２００１）年に私が家を新築したとき、清子さんは彼女の音楽仲間と一緒にわが家でお祝いのコンサートを催してくださいました。お客さんで部屋がいっぱいになりました。清子さんとはそのとき以来の再会でした。

村上さんご夫妻の乗った大型ベンツを改造したキャンピングカーが帯津三敬病院に到着すると、同乗していた柴犬が車から顔を出しました。大事な相棒のようです。気功道場でミニコンサートをやってもらい、ご夫妻の伴奏で「この街で」をみんなで歌いました。

後藤さんのこと、ほかの患者さんのこと、病院でのこと、さまざまなことが思い出されました。患者会にかかわった方の胸の中には、この歌はずっと残っているはずです。外の人でも、「この歌を聞くと泣けてくるよ」と言ってくださる方もいます。帯津三敬病院、そして患者会の宝物です。

こんな歌です。

「この街で」――帯津三敬病院患者会の歌

（作詞・後藤利一、作曲・村上清子）

1　この街の朝は明るい　悠久の時を感じて
ただひたすら　はげみます　太極拳に
あなたに　会えてよかった　あなたと話せたことも
今日一日　今この時　心燃やして

2　朝焼けの富士は輝く　きっと　なおると信じながら
きょうも　あぜみち　ふみしめて　歩くよ　歩きます
あなたに　会えてよかった　あなたと話せたことも
今日一日　今この時　心燃やして

3　いのち　紡ぐ人はやさしい　不安にふるえる心を
いつも　だれかが　そっと　だきしめてくれます
あなたに　会えてよかった　あなたと話せたことも
今日一日　今この時　心燃やして

4　ひとつ　ひとつ　かみしめながら　つらかった道のり語りあえば
凍りついた心が　とけ始めます

あなたに　会えてよかった　あなたと話せたことも
今日一日　今この時　心燃やして
あなたに　会えてよかった　あなたと話せたことも
今日一日　今この時　心燃やして

帯津三敬病院の日常を、そして患者さんたちの心情を、当事者でなければ書けないような詞《ことば》にしてくれました。

何というすてきなフレーズでしょう。私の心に強く響きました。

「あなたに　会えてよかった　あなたと話せたことも」

後藤さんと村上さんの物語を振り返り、この歌詞を何度も聞いているうち、人はひとりでは生きていけないんだという思いがふつふつと湧いてきました。

ガンになって帯津先生や滝原先生ら帯津三敬病院のスタッフをはじめ、いろいろな方のお世話になりました。患者会の仲間にも勇気をもらいました。そのおかげでガンを克服することができました。もちろんガンになる前も、たくさんの人に助けられてきました。

私が毎日道場に通えたのも、同僚の青見君が私の分まで一所懸命に働いてくれたからです。仕事ばかりで家族サービスなどしたことのない私なのに、女房は文句も言わずに食事の用意、洗濯、掃除をしてくれました。もっとさかのぼれば、自分を育ててくれた両親には、どれだけ多くのことをしてもらったことか。

そんなことにも意識を向けられるようになりました。これまでは、自分さえがんばれば何とかなると、人に助けを求めることもありませんでした。人に頼るのではなく、自分ががんばらなければいけないと肩に力が入っていました。まるでひとりで生きているような傲慢な考え方でした。それではなかなかまわりに感謝ができません。「おれは感謝知らずの人間だった」と、改めて気づかされました。

以来、まわりの人を見る目が違ってきて、だれに対しても「あなたに会えてよかった」と思えるようになってきました。人ばかりではなく、動物にも植物にも、さまざまな自然現象にも「ありがとう」と思える気持ちが湧き上がってくるようになりました。人と語り合い、一緒に何かをする楽しみを知ったのが最初の変化とすれば、「感謝する」ことが二つ目の変化でした。大きな節目でした。感謝の気持ちを覚えると、心が安定してきます。幸せな気持ちで胸がいっぱいになります。そして、まわりの人に対して、何か役に立てないかと思えるようになってきたのです。

自然と触れ合う

職員になってからは、仕事を終えたら患者会の仲間とおしゃべりをしたり気功をしたりする毎日が楽しくてたまりません。ストレスはほとんどありません。いろいろな人と会ってたくさんの刺激をもらいます。

楽しいと、いろいろなアイデアが浮かんできます。

患者会のメンバーに喜ばれるのは四季折々の散策です。まず春は「お花見」です。病院の近くの公園で満開の桜を楽しみます。簡単な食べ物を用意して、桜の下でおしゃべりをします。患者さんたちは「ひとりではなかなか来られないのに、連れて来てもらったおかげで花見ができた」と喜んでくれます。私も手術前に女房と満開の桜の花を見て、「これが最後かもしれない」と感傷的になったことを思い出します。

桜の花を見ていると、命のはかなさを感じます。重症のガンの患者さんも、桜を見てさまざまなことを感じるだろうと思います。これまで生きてきた年月を振り返り、この先に思いを巡らせる。ひらひら舞い落ちる花びらに自分を重ね合わせて、今をどう生きようかと考えることもあるだろうと思います。

私は、花を見ている患者さんの手を静かに握るくらいしかできません。

「来年もまた来ましょうね」と心の中でそうささやきます。
状態がどんなに厳しくても、何が起こるかわかりません。私も第4期の末期ガンから生還しました。ほかの人に起こらないはずがありません。希望を失ってほしくないと願うばかりです。

桜ばかりではなく、日本には季節の変化に応じて、すてきな花が咲き、私たちの心を癒してくれます。

9月になると、私は患者さんたちを車に乗せて埼玉県日高市にある巾着田《きんちゃくだ》に行きます。巾着田は、高麗川《こまがわ》沿いの河川敷にある彼岸花（曼殊沙華）の群生地で、その数500万本といわれています。それが一斉に咲くと、円い平地が真っ赤な花の絨毯《じゅうたん》で敷きつめられ、「きれい」や「美しい」という表現を超えて、「凄《すご》い」としか言いようのない風景になります。赤はパワーを感じる色です。あたり一面、真っ赤な彼岸花に包まれていると、「生きる力」をもらえるような気がします。初めての患者さんはびっくりして、「想像した以上だ」と喜んでくれます。希望につながる花見だと思います。

11月には川越市内にある喜多院という古いお寺の境内で菊花展が催されます。菊人形や菊の花をだるまのように丸く仕立ててのだるま作り、小さな菊を盆栽のようにしたもの、一株に何百という花を咲かせたものなど、みごとなものです。菊を見ていると気持ちが落ち着いてきます。菊をひととおり見たら、「また来年も来ます。見守っていてください」と喜多院でお参りをして、心の中に希望を植えつけます。

患者さんは病室を出るだけでも心が晴れ晴れするようで、その上、美しい花を見て自然に触れると、ほっと和むようです。ニコニコと自然に笑顔が出てきます。

亡くなった患者さんのご家族からお礼を言われたこともあります。

「もうどこにも行けないと思っていたら、患者会の人たちが車椅子を押してくれて花見に連れて行ってくれた。よかった、よかった」

そう言われるたびに、その患者さんの笑顔を思い出します。

また毎年９月には、群馬県の川場村にある、患者会の仲間の桒原《くわばら》あや子さんが経営するぶどう園にぶどう狩りに行きます。ご主人の久一さんが平成12（２０００）年に帯津三敬病院に入院したことでご縁ができました。久一さんが亡くなり桒原さんが跡を継ぎました。たわわに実ったぶどうをとってその場でいただくのですが、おいしくて、みなさんぶどう狩りが病みつきになってしまいました。

こうやって一年に何度か、みんなで楽しめるイベントを計画していると、子どものころの「次は何をして遊ぼうか」とウキウキしていた感覚がよみがえってきます。

私は長野県の伊那谷《いなだに》という南アルプスに抱かれた山村で生まれ育ちました。春には、獅子舞が各地で行なわれ、梅や桜はもちろん、リンゴやナシの真っ白な花があちこちで咲き誇ります。夏はあふれんばかりの緑に包まれ、山へ登れば絶景が楽しめます。川遊びにも夢中になりました。秋になれば木々が紅葉し、南アルプスの山々は雪で白くなります。稲刈りやこの地域の名物である干し柿づくりがはじまります。冬はさほど雪は降りませんが、春に向けてエネルギーを蓄えているような静けさに包まれます。季節の移ろいとともに違った光景があって、私はそこからたくさんのパワーをもらいました。

いつも私は自然に囲まれていました。自然が大好きでした。ところが、高校を卒業して都会で働きはじめてから、環境はガラリと変わりました。昼間は、ずっと薄暗い工場の冷たいコンクリートの上で働き、休みの日にはぐったり疲れて家でゴロゴロしていました。大好きな自然と接することなどほとんどなかったのです。それでは病気になります。人間は自然の一部です。自然から離れてしまうと、必ず体や心に不調を起こしてしまいます。

体も心も、子どものころの自然あふれる環境を求めていたはずです。しかし、私は「大人になったのだから、もう自然の中で走り回るようなことはしてはいけない」と思い込んでいました。自然を求める感情を抑圧し、自分が置かれた無味乾燥な環境を受け入れなければいけない、と言い聞かせました。そうやって何十年も過ごしてきたのに、感情を抑圧していることすら気がつきませんでした。

患者会の人たちとお花見やぶどう狩りをしていると、これまで抑えてきた、自然と触れ合う喜びがあふれ出てきました。仕事は生活のために必要だから最優先させないといけないと決めつけていた自分。楽しみや喜びは二の次、三の次にしてきた自分。しかし、そうではないと気づきました。命のためには、仕事よりももっと大切なものがあるのです。もっと自分の感情に正直になって、何がしたいのか、何をしているときに一番喜びを感じるのか。そこに目を向けないといけないと思ったのです。私の一番の喜びは「自然と接すること」。これを優先するようになったことが私の三つ目の変化でした。

富士登山

自然の中に積極的に出るようになると、自分でもびっくりするほど生き生きとしてきて、まさに自然治癒力が躍動しているという実感がありました。もっともっと自然を求めるようになり、平成28（２０１６）年の10月、70歳で初めて富士山に登りました。山登りのベテラン斎藤敏和《さいとうとしかず》さんが、患者さんの岸三郎さんと私を連れて行ってくれたのです。

斎藤さんの自宅は石川県金沢市です。奥さんがガンになったので、夫婦で帯津三敬病院の近くのアパートに住み、病院に通って診察を受け、道場で気功をやっていました。患者会のイベントにも参加していました。奥さんは平成26(2014)年の12月24日、クリスマスイブの日に亡くなりました。斎藤さんは自営の仕事をなさっていて、金沢の山岳部の後輩の会社で時々アルバイトをして、患者会の行事があると川越にきて、その集まりやわが家での忘年会に顔を出したりしていました。川越には奥さんの思い出がいっぱい残っていたのだろうと思います。

還暦を迎えた斎藤さんですが、大学時代には山岳部で活躍していました。海外遠征で7000メートル級の山を踏破《とうは》したこともあるそうです。海外では日本人登山者のガイドをしたこともある本格的な山男なのです。

温かな心配りのできる人で、私たちを富士山に案内してくれたときにも、前々日にひとりで登って下見をしてくれました。雪が降りはじめる季節です。ふたりの初心者を案内するわけですから、念には念を入れたのでしょう。私は70歳を過ぎた高齢者、岸さんはガン患者です。不安はいくらでもあります。

幸いまだ雪は降っていなかったので、私も岸さんも海抜3776メートルの頂上に立つことができました。息を切らしながら登り切ったときには胸がいっぱいになりました。やったという達成感で、思わず「バンザーイ！」と大声で叫びました。

岸さんは悪性リンパ腫の患者さんです。帯津先生の本に私のことが書かれていて、何を感じたのか、「大野さんに会いたい」と帯津三敬病院にかかった人です。気功でガンを治そうと、週に2回ほどのペースで病院の道場に通っていました。岸さんは私の真似をしていると良くなると思っている節があって、「大野さんが登るなら私も登ります」と、富士山にチャレンジすることになりました。こういうチャレンジ精神というのは、自然治癒力を高めると思います。

私たちの富士山登頂の話を聞いて、仲間たちが、「私も登りたい」と言い出しました。みなさん、なかなかのチャレンジャーです。でも、闘病中の人もいれば高齢者もいます。いきなり富士山に登るというのは土台無理な話です。運動が好きで体力には自信のある私でも、初めての富士登山の前には、重い荷物をかついで家の階段を上ったり下りたりトレーニングを重ねました。

大変だったけれども、富士山という日本一の山に挑戦するのは心が高ぶりました。登り切ったときの感動は言葉にできません。「やった！」という達成感。自分だってやればできるという自信。涙がこぼれるほどでした。

1987年、岡山にあるすばるクリニックの伊丹仁朗院長が、患者さんを連れてモンブランへ登ったというニュースを聞いたことがあります。ガンだからと落ち込んでいるのではなく、きついことにチャレンジする。それは生きがいにもつながり、生きる力を高めるという試みでした。「生きがい療法」と伊丹先生は呼んでいました。当時の私はガンになるなど夢にも思っていませんでしたが、そのことを新聞で読んだときには、「すごいことをやるものだ」と感心したことを鮮明に覚えています。

モンブランほど大がかりではありませんが、富士山へ登るという目標をもてば、「それだけの体力をつけよう」「体調を整えよう」と準備をします。自分が富士山の頂上に立っている姿をイメージするだけで、生きる意欲と勇気が湧いてくるはずです。

できるならみんなを連れて行ってあげたいと思い、どうしたらいいか、斎藤さんに相談しました。さすが斎藤さんはプロです。闘病者でも高齢者でも登れるようにと、ハイキングから始めて、低い山を登り、次は少し高い山という具合に徐々に慣らして、富士山に登れる体力づくりのプログラムを作成してくれました。

斎藤さんの指導でトレーニングをしながら、年に何度か、希望者を車に乗せて、富士山まで行くようになりました。平成29年は3回、30年は2回チャレンジしました。いつもうまくいくとは限りません。半分は挫折です。大変な悪天候で引き返してきた

 こともあります。登頂に成功しなくても、人生にはこんなこともあるさと笑い合ったりしています。

ガンの患者であっても高齢者であっても、その気になれば富士山に登れます。私や岸さん、ほかの患者さんが証明しています。頂上へ行ければ最高だし、行けなくても、富士山に挑戦したことには誇りがもてます。自信もつきます。

みなさん、ガンと診断されて、一度はどん底まで落ち込んだ人たちです。そんな人たちが立ち上がって、富士山に挑戦するほどの気力をもって生きている。自分自身がガンで苦しんだときの状況を思い出しながら、その彼らの姿を、私は感動しながら見ているのです。私はおかげで元気になりました。だからと言ってここで立ち止まってはいられません。まだまだやるべきことがあるはずです。さらに一段上に進むために、私もがんばらないといけません。彼らは私の背中を押してくれる大切な仲間たちです。

２０１９年１月、岸さんが亡くなるという悲しい出来事がありました。しばらくは帯津先生も驚くほど順調に回復していましたが、２０１８年の後半から体調が徐々に悪化していました。いろいろなことに果敢に挑戦したすてきな仲間でした。岸さんにも感謝です。

これまで、私はこのままあくせく働きながら一生を終えていくことに、さしたる疑問もなく生きてきました。ガンを患ったあと、患者会の活動で自然と接する機会が多くなって、毎日毎日をとても新鮮な気持ちで迎えられました。今日は昨日の続きではなく、新しい一日だという気持ちが強くなってきて、新しい一日だから新しい気持ちでやりたいことにチャレンジすればいいと思えてきました。そういう気持ちで生きてきた積み重ねが富士登山につながりました。想像もしない展開です。

自分にこんなチャレンジ精神があるとは思ってもみませんでした。未知のことに挑戦することがこれほど楽しいとは思いませんでした。受け身ではなく、自らが新しい世界に飛び込んでいける自分は、これまでにはありませんでした。四つ目の変化です。

本来の自分の姿

生まれ変わりは死んだあとのことだと思っていましたが、ガンになったことで、まるで生きたまま生まれ変わったような大きな変化がありました。仕事ばかりだったガン以前の自分と今の自分と、本当の自分はどっちなのだろうと思うことがあります。

きっと、今の自分が本当の自分なのでしょう。ガンは、このままではダメだと私の生き方を修正してくれたのだと思います。人は、こうしないといけないという思い込みで生きています。いい学校へ行かなければいけない、いい会社へ入らないといけない、お金持ちにならないといけない。そんな思い込みに苦しめられている人はたくさんいると思います。世間の評価を気にして、本来の自分からどんどん離れていってしまうから苦しいのです。私もそうでした。自分には厳しくなければいけない。泣き言を言うな。歯をくいしばってがんばれ。それを正しいことと信じて、そう生きなければいけないと思い込んでいました。しかし、体も心もギブアップ状態でした。

「もうそれくらいでいいよ。そろそろ本来の自分の生き方をしなさい」

とガンが教えてくれたような気がします。

本来の自分の生き方というのはどういうものなのか。本来の生き方をしていれば、喜びやうれしさが自分の中に満ちてくるのではないか。どんなことに喜びやうれしさを感じてきたのか。そんなことを思いながら自分を振り返ってみました。

私の喜びは、お金をたくさん稼ぐことでも、人から褒められることでもなさそうです。もともとお金とかまわりの評価には無頓着な人間でした。しかし、自分で会社を経営するとそんなわけにはいきません。お金を稼がないと会社がつぶれてしまいますし生活もできません。お金を稼ぐためには仕事を増やさないといけません。仕事を増やすには製品や技術への評価も気にする必要があります。物づくりは好きでしたが、仕事となると話は別です。心の底から喜べたりうれしかったりしたことはほとんどなく、かなり無理をしていたと思います。

ガンになってからは、楽しいことが次々と起こってきました。何が楽しいのかと言えば、どうも「人の役に立ち、人が喜んだり楽しんでいる姿を見ること」がすごく自分の喜びになっているようです。小旅行に行くとき、たくさんの人が乗れるようにワンボックスカーを買ったのも、みんなに喜んでもらいたかったからです。長距離運転も苦になりません。

高知県まで患者会の仲間を訪ねて、毎年ドライブしています。もう3回行きました。吉井千恵子さんは平成22（2010）年にガンで高知の病院に入院、余命3カ月と告げられましたが、吉井さんはどうしても帯津先生に診てもらいたいと希望していました。それを知った息子の浩一さんが、お母さんが元気なうちに希望をかなえてあげたいと、高知から埼玉県川越市の帯津三敬病院に吉井さんを連れてきたのです。吉井さんは2011年に高知に帰りました。下半身が不自由でベッドの上の生活ですが、とてもすてきな笑顔と元気な姿を見せてくれます。

もうひとり、平成28（2016）年3月まで帯津三敬病院で鍼灸師として働いていた中元新作さんも高知県に住んでいます。中元さんは、帯津三敬病院でずっと吉井さんを担当していて、高知へ移住してからも吉井さんの施術をしています。川越から高知まで往復で１７００キロ、全コース２０００キロ以上のドライブです。富士山に一緒に登った岸さん、斎藤さんと交代しながら運転をしました。

車の中では大いに盛り上がりました。私は黙って運転していることが多く、質問されれば答えますが、余計なことは言いません。盛り上がりの輪に入らなくても、自分がお役に立っていて、まわりが喜んでいれば、それで十分楽しいのです。

私の命は、どうしたら人を喜ばせたり楽しくさせることができるかということを求めているような気がします。かつての仕事人間だったら、歯を食いしばって働き、グッとがまんをするばかりで、まわりを喜ばせることなど思いもできませんでした。しかし今では、無理なくまわりの人を喜ばせることができると思います。自分の小さな体験を語るだけでも喜んでくれる人がたくさんいます。こちらのほうが「本来の自分」だと感じています。

私は、この「本来の自分」をもっと生かせないかと考え、平成13（２００１）年に家を建てました。わが家には子どもがいないので、こぢんまりした家でもいいのですが、どうせなら人がいっぱい来てくれる家にしたいと、ふたり暮らしにはちょっと大きな家にしました。

患者仲間との集まりは病院の道場がほとんどでしたが、病院の中で夜遅くまで話しているわけにはいきません。いつも話し足りないままお別れすることになります。道場で話したあと、場所を変えて思う存分話すことができたらどんなにか楽しいことか、それに遠方からの患者さんがわざわざホテルをとらなくてもわが家に泊まればいい、そしたらもっと交流を深めることができるだろうなと、思い切って大きめの家にしました。

当然お金がかかります。会社を整理して、やっと借金の返済が終わったばかり。ふたりともいい年になってきて老後のことも考えなくてはなりません。しかし、こうしたいと思うと居ても立ってもいられなくなるのが性分です。腹の中で「やろう」と気持ちは固まっていました。

女房に自分のやりたいことを話しました。4歳下の女房はひょっとしたら私よりも腹が据わっているのかもしれません。私のわがままに、「なんとかなるでしょう。元気で食べていければいい。不自由な老後にならないように健康に気をつけて生活できればいい。あまりお金にゆとりがないほうが、がんばることができて元気でいられるかもしれないわね」と賛成してくれました。反対されたらどうしようとビクビクしていた私は、拍子抜けした気分で、きょとんとした顔だったのではないでしょうか。

この家が患者会の方々の集会所、宿泊所になりました。人が集まれるように家を新築するとは思ってもみなかったことです。

自分の家をたくさんの人が訪ねてくれます。そして、みんなで飲んだり食べたりしながらいろいろなお話をします。私は隅っこで話を聞いたり、食べ物を運んだりします。それがうれしくてたまらないのです。きっと、私の命も喜んでいるはずです。

今までは偽りの自分、世間の常識に合わせて生きてきた自分だと思います。だからストレスも多く、すぐ疲れてしまったし、そろそろ方向を変えようとガンになったのではなかったでしょうか。今はストレスを感じることはほとんどありません。疲れ知らずで動き回っています。本来の自分の姿で生きているからだと思います。

「本来の自分」に目を向け、それを生かすために行動をしたことが五つ目の変化です。

陽気な患者会

わが家で行なう一番のイベントは忘年会です。

きっかけは新築祝いの集まりが楽しかったことでした。その音頭をとってくれたのが前田直也さんでした。私がガンで入院した年の翌年ですから、平成４（１９９２）年に前田さんとは出会いました。奥さんがガンだったので、横浜からふたりで車に乗って帯津三敬病院に通っていました。ご夫婦で仲良く気功をしていましたが、その後奥さんが入院。前田さんがピッタリ付き添っていました。

やがて奥さんが亡くなりましたが、それからも前田さんは患者会の集まりには顔を出していました。前田さんご夫妻は、以前は学校の教師をされていました。もともと前田さんは料理が得意で、退職してから横浜の魚市場に出入りするようになり、そこで仲間を作って旅行などの世話役をするようになったそうです。魚を料理させたら玄人はだしです。

新しい家ができあがると、前田さんが患者会の人たちに新築祝いを呼びかけてくれました。うれしいことに、たくさんの人が集まって祝ってくれました。前田さんが腕をふるっておいしい料理を作ってくれました。その集まりがとにかく盛り上がりました。ガンの患者会というと、何となく暗いイメージがあるかもしれませんが、私たちの患者会はひと味もふた味も違います。飲んで食べて話して、遠くの人はそのまま泊まりになり、最高の会でした。

こんなに楽しい会ならまたやろうよと、その場の雰囲気で決まり、その年からわが家では毎年12月に忘年会が行なわれるようになりました。

以前は前田さんが市場で魚を買ってきて、鍋料理、刺身の盛り合わせなどの料理を作ってくれましたが、足が不自由なために数年前に料理番を引退しました。前田さんの料理をいただけないのは残念ですが、ほかの人たちががんばっておいしい魚料理を作ってくれます。私の女房は野菜の煮物を作ります。参加者の方たちが料理、お菓子、お酒などを持ってきてくださるので、会費は安く収まります。毎回40人前後集まります。帯津先生も来てくださいます。

私はお酒を飲みません。最寄りのＪＲ南古谷駅、東武東上線の新河岸駅まで、車で送り迎えするのが仕事です。

忘年会のほかにも、わが家は早朝練功に参加する人や病院の診察を受けるために遠くから来られた人の宿泊所になりました。思惑どおり、患者会の交流の場として、わが家は機能しています。人の役に立てて、たくさんの人が喜んでくれる場になりました。無理して家を建ててよかったと思っています。おかげで大勢の友だちができました。

人はだれもが役割や役目をもたされていると思います。かっこ良く言えば「ミッション（使命）」です。私は何をするために生まれてきたのか。どんな意味をもって生きているのか。その答えの一つが、この家を建てることだったと思います。たくさんの人が集まって、そこで楽しく過ごす場を作ることができました。わが家に集まってくれた人が楽しく過ごしているのを見るだけで私は幸せを感じています。

ガンにならずにあのまま健康でいたらどんな人生だっただろうと考えることがあります。自分の生きている意味など考えることもなかったと思います。忘年会での盛り上がりの中にいると、「このために自分は生きているんだ」と胸が熱くなります。また来年もやろうと、生きる意欲が湧いてきます。健康で長生きするには、生きるのが好きになることだと思います。私は、すばらしい仲間たちと出会って、生きるのが大好きになりました。つくづくと「ガンになって良かった」と思えてくるのです。

こんな思いになれたことが、私の六つ目の変化です。


そしてもう一つ、私がやりたいことがあります。それは、「ガンとは何者か？」という命題に、自分なりの答えを出すことです。

（第4章）

すべての存在に意味がある

自然の中で育った感覚

私は昭和20（1945）年9月5日に長野県下伊那郡山吹村《しもいなぐんやまぶきむら》という小さな村で生まれました。山吹村というのは、南アルプスと中央アルプスの谷間《たにあい》にありました。中央を天竜川が流れるこの地域は伊那谷《いなだに》と呼ばれています。壮大な山の景色と自然の美にあふれるところです。

遊び場所は山でした。山登りをし、山菜やキノコ、木の実を採って楽しみました。歌が好きで、いつも大声で歌いながら山で遊んでいました。空がきれいで、夜は星がいっぱいでした。

両親は農業をやっていました。父は朝早く起き、〝朝づくり〟と言って、朝食前にひと仕事しました。朝食がすむと野良仕事です。昔の田植えは苗を手で植えました。父は田植えが速いのが自慢でした。母も働き者でした。秋になると青空の下でナシの収穫をしていた姿を思い出します。そういう環境で育ったので、知らず知らずのうちに、自然からさまざまなことを学んだように思います。

ガンと宣告され、死の恐怖にさいなまれたころ、命のこと、生きること、死ぬことをいつも考えていました。命とは何だろう、と漠然と考えている中で、頭にぱっと浮かんできたのは子どものころに自然から学んだことでした。

当時の農家は自給自足で、野菜も自家消費できるくらいしか作りません。それでも、家族で食べるだけでは余って屑《くず》が出ます。それを牛や豚、鶏など家畜の餌にしました。人糞や家畜の糞は肥料として田んぼや畑にまきます。

畑でできた野菜を人や家畜が食べ、人や家畜が出した糞尿が畑の肥料になって野菜を育てる。そして、その野菜を人間や家畜が食べる。捨てるものがほとんどないのです。子どものころは「循環」という言葉は知りませんでしたが、私は農家の生活の様子を観察しながら、「自然はすごい！」と思っていました。

ガンを宣告されて悶々としていたときにたどり着いたのが、この「循環」という自然の法則でした。

理屈っぽい性格

私は理屈っぽく、納得できるまで考える性格です。それは生まれつきなのかもしれません。小さいころ、母と出かけると、「あれは何？」「どうして？」と、見るもの聞くもの、質問ばかりしていました。母は「うるさいね。くどいね。静かに歩きなさい」とまともには答えてくれませんでした。

小学校へ入る前のことでした。

「時計の読み方を教えて」

と母に頼みました。

「短い針が1を指すと1時、2を指すと2時……。そして長い針が1を指すと5分。2を指すと10分……」

母はていねいに教えてくれましたが、納得できませんでした。

「なぜ1が5分で、2が10分なんだ」

1は1であり5ではない。2は10ではない。なのに、なぜ長い針が1にくると5分なんだ？　素朴な疑問ですが、あまりにしつこく聞くもので、母も面倒くさくなって、

「そう決まっているんだから。わからん子だねえ」

と頭を叩きました。

時計の件は、小学校へ入って先生から習うまでは釈然とせず、いつまでも頭の中に残っていた疑問でした。

その性格は大人になっても変わりません。ガンについてもしつこいほど考えつづけました。ガンと診断されるとほとんどの人が大変なショックを受けます。不治の病。死んでしまう。そう思い込んでしまうのです。私もそうでした。恐怖から逃れるため

にたくさんの本を読みました。いろいろと本を読めば読むほど、ガンの正体ははっきりわかっていないのでは、と私は感じました。ガンに関する本はたくさん出ていますが、どれもガンが何者かについては歯切れが悪いように思いました。世の中にはたくさんの治療法があって、どの治療法も決定打にはなっていません。もし、ガンとは何かがはっきりわかっていれば、治療法もきちんと確立されるはずです。

ガンは、正体もわかっていないのに、みんないたずらに怖がっているだけの病気じゃないか。それなら、怖がる前に、ガンの正体を突き止めないといけないと考えました。

そこから、私はガンとは何者なのかを追求しはじめたのです。

自分なりにルールを決めました。まずは、専門家の話は参考にしても鵜呑みにしないこと。専門家が正しいとは限りません。次に、自分が納得できる考えを組み立てること。ガンは、自分の体の中にできているものですから、自分の中に原因があるはずです。自分が責任をもってつき合うべきです。自らが主体となってガンとかかわって、自分が納得する答えを見つけ出そう！　そう決めました。

最初に、ガンの常識を「本当にそうだろうか」という目で見直してみました。

たとえば、「だれの体の中にもガン細胞は毎日数千個できていて、免疫力が正常に働いていれば、即座に排除してしまうので、ガンにならない。免疫力が低下すると、ガン細胞の成長を抑えることができなくなって、ガンになる」と、よく言われています。大抵の本にはそう書いてありますから、この説は常識となっているようです。

さて、本当でしょうか。

毎日できるという数千個のガン細胞は全身に散らばっているはずです。胃にも肝臓にも大腸にも肺にもガン化した細胞があるはずです。免疫力が低下したときに、そのガン細胞が免疫力の監視をかいくぐって大きくなるなら、全身に同時多発的にガンが発生しないとおかしいわけです。しかし、実際はそうではなくて、ある特定の臓器でガンが見つかる場合がほとんどです。私の場合は、直腸でした。なぜ、全身に散らばったガン細胞が同時に大きくならないのだろうか？　私は疑問に思いました。

次におかしいと思ったのは、ガン細胞が1個から2個、2個から4個と分裂して大きくなっていくという説でした。ガン細胞も元はと言えば正常細胞で、遺伝子が壊れて異常な細胞になり、それが分裂して大きくなる――というのが定説です。1センチのガンになるのに、普通は10年から15年かかるそうです。長い時間をかけてガン細胞は大きくなると言われています。しかし、早期発見でガンをきれいに切除できた人でも、半年とか1年で再発したり転移が見つかることがあります。

1センチになるのに10年も15年もかかるのに、最初の手術のときには発見できなかったガンが、どうしてわずか半年や1年で大騒ぎするほどの大きさになるのでしょうか。人間ドックで異常なしと言われた人が、数カ月後には末期ガンになっていたという話もあります。1個から2個、2個から4個と少しずつ大きくなるのであれば、数カ月で末期ガンになるというのはあり得ないことです。

本当にガン細胞は分裂しながら増殖するのでしょうか。私はそうじゃないと考えました。ガンは正常な細胞のように分裂して大きくなるのではなく、あるとき突然、現われたり、大きくなる細胞なのではないでしょうか。

納得できる答えを見つけないといけません。

ガンは人を殺すためにできるのか？

もう一つ疑問があります。

ガンはどんどん大きくなって、内臓を圧迫し、臓器を破壊し、やがては人を死に至らしめる。ひどい痛みがあって、息苦しく、寝返りを打つこともできず、しゃべることもできず、歯をくいしばって苦しみに耐えないといけない。

これは本当だろうか？

どんどん大きくなって、やがては人間を殺してしまい、そして自分も一緒に死んでしまう。それがガンの定めなのでしょうか。

私はそうではないと思います。ガンにも生きる目的があるはずです。

多くの生命体は、長く生きたり、子孫につないでいくことを生きる目的としていま す。もし、ガンにも同じ目的があるとしたら、ひとりの人間の体の中で一生を終える ようなことはしないはずです。病原菌やウイルスのように、ほかの人に感染して、命をつないでいけばいいのです。

でも、ガンが感染したという話は聞いたことがありません。

となると、ガンは長生きしたり、子孫を繁栄させるために生きているわけではない ということになります。その人の体の中という範囲で何かをしようとしているのです。ほかの人に影響を及ぼすことはありません。

なのに、現象だけを見ると、まわりの迷惑を顧みず、自分さえ成長すればいいとい うエゴの塊で、結果的に人間を苦しませ、最後には自分も一緒に死んでいく愚かな細 胞に思えます。ガンはいったい、何を日的としているのでしょう?

藤田医科大学医学部外科・緩和医療学講座の東口高志《ひがしぐちたかし》教授の著書『「がん」では死 なない「がん患者」』(光文社新書)という本を読むと、ガン患者の死因を調べてみると、その8割近くがガンそのものではなく感染症で亡くなっていると書かれていました。食べ物や飲み物が肺に誤って入る「誤嚥性肺炎」や、血液へばい菌が入る「敗血症」などで亡くなる方が多いようです。感染症の原因は免疫力の低下です。そして、免疫力低下の大半は栄養障害によるものだそうです。

東口先生の病院では、栄養管理をきちんとしているので、患者さんが栄養障害を起こすこともなく、感染症で亡くなるガン患者さんはいないと言います。全員がガンで亡くなり、「その最期は、とても穏やかです」と書かれています。

ガン末期の患者さんは骸骨のようにがりがりにやせています。ガンに栄養をとられているからと思っている方も多いでしょうが、そうではないようです。栄養管理がうまくいっていなくて栄養障害を起こしていることが原因なのです。

その原因は、病院の栄養管理ばかりではありません。抗ガン剤のようなきつい治療をして食事がとれなくなるということもあるでしょう。抗ガン剤治療をすると、食欲などまるで出ません。私も抗ガン剤の治療をしているときには、食べることができなくなって苦しみました。体はやせて、体力もなくなり、免疫力も落ちます。元気でいられるはずがありません。

多くの人がガンを怖がるのは、苦しみながら死んでいかないといけないと思い込んでいるからです。しかし、東口先生の本によると、感染症にならないように管理できれば、ガンでもすぐに死ぬことはなく、苦しまなくてもいいのです。

帯津三敬病院の患者さんも、亡くなるときはとても穏やかです。帯津先生が回診に行くと、ベッドに正座してお礼とお別れを述べ、その数日後に静かに旅立っていった患者さんもいます。先生から「死んだらふるさとである虚空へ帰るんだ」と聞かされていて、「私はこれから虚空へ旅立ちます。ありがとうございました」と言って息を引き取った人もいます。

帯津三敬病院では、あまりきつい治療はしません。食事も点滴だけに頼らず、なるべく口から採るようにしているので、体力が落ちないのです。気功や漢方薬などで免疫力が低下することも防いでいます。

私は東口先生の本をヒントに自分なりに考えました。ガンは人を殺すことを目的としていない。ガンだけだったら、苦しみ抜いて死ぬことはないのだから。必要以上に怖がって、嫌って、排除しようとすることから、さまざまな悲劇は生まれてくるのではないでしょうか。

夢で教えられた答え

さまざまな疑問が浮かんでは消えました。考えれば考えるほど、ガンとは何者か、わからなくなりました。

しかし、こうやって定説に疑問をぶつけているうちに、漠然とですが、徐々に答えに近づいていく手ごたえはありました。

そんなある夜のことです。夢を見ました。くわしい内容は思い出せないのですが、そのときに言われた言葉が私の脳に強烈に刻まれました。目が覚めてからも頭の中で、何度も繰り返されました。こんな言葉でした。

「生かすためだよ。その人を助けてくれている」

どういうことだろう？　生かすため？　助けてくれる？

ずっと考えてきたガンの正体についてのヒントに違いない。そう思ったのには理由があります。自分に霊感があるとは思っていませんが、それでも何かを思い詰めると、夢やひらめきで答えを教えてもらったことが何度かあったからです。

中学時代、私は数学が得意だったし好きでした。ほとんど勉強をしませんでしたが、数学だけはだれよりもよくできました。父も数学が好きで、農作業の合間に数学の問題を解いているのをよく見かけました。その父が、私に「これを解いてみろ」と、数学の問題を出すことがありました。中学生にはとても解けないような超難問です。私はわからないと白旗を上げるのが悔しくて、父の出す問題だけには真剣に取り組みました。学校でも授業はそっちのけで、父の問題と格闘しました。それでも、わかりません。もうダメだとあきらめます。そして、机にだらしなく座りながらぼーっとしていると、突然、こういう考え方をすればいいと、ぱっとひらめくことがありました。ひらめきのとおりに解いてみると、正解にたどり着くことが何度かありました。

仕事を始めてからも、電気回路がうまく動かなくて困り果てたことがありました。納期は迫っています。ちょっとひと休みしようと椅子に腰かけてボーッとしていると、慢性的な寝不足ですからついついウトウトしていました。そんなときに、夢でこうしたらいいと教えられて助かったことがあります。

ある科学者が、研究に没頭してもなかなか答えが見つからないので、ちょっと休憩しようとコーヒーを淹れて、それをひと口飲んだとき、ぱっと答えがひらめいて大きな発見をしたというエピソードを聞いたことがあります。偉い科学者と私とでは比べようがありませんが、私も性格上、何か疑問があると、とことん考えるほうです。私があまりにも一所懸命に考えるので、夢やひらめきがその答えを教えてくれたのかもしれません。

そうした体験があるので、夢やひらめきには重要な情報が含まれていると信じています。ガンとは何者かを突き止める上でも、夢で教えられた「生かすためだよ。その人を助けてくれている」は、答えに近づく重要なメッセージに違いありません。

「ガンは人を死に追いやる悪者だ」とだれもが信じています。私がもらったヒントは真反対のものでした。この常識はずれの方向でガンの正体に迫っていく。私にはスリリングなことでした。

人というのは面白いものです。私はガンの正体を探求することに夢中になり、ガンの恐怖も不安もすっかり忘れてしまいました。急にニコニコしはじめた私に、女房も「おかしな人ね」とあきれていました。

ガンは人を生かすためにある。常識とは真反対のこのメッセージは、私がガンになって感じたような「生き方が変わって良かった」という精神的な話として語られることはありますが、肉体のレベルで、ガンに「人を生かす、助ける」働きがあるとは聞いたこともありません。

ガンはその人の体の中で何か目的をもって生きています。それは、決して自分だけが繁栄しようというものではないし、人を苦しめようというものでもありません。そのガンの生きる目的が「人を生かすため」だというのが、私のもっている唯一の手がかりです。

どうやって思考を進めていけばいいのか、さっぱりわかりません。前は真っ暗です。しかし、夢で教えられたことを信じて進めば、必ず正解に近づくはずです。ここであきらめるわけにはいきません。

中学時代に数学の難問がどうしても解けないときや仕事で壁にぶつかったとき、私はちょっと視点を変えてアプローチすることにしていました。意外とうまくいくものです。

ガンの場合なら、どう視点を変えればいいのか。私はさんざん考えました。そして、かすかな光を感じたのが、ガンと同じように、人に嫌われたり怖がられているものにスポットを当てることでした。

ガンは人間にとって最大の嫌われ者です。ガン撲滅——ガンさえなくなれば人類は幸せになれると言わんばかりのキャンペーンは何十年も続いています。ガンほどではなくても「これさえなければ」と嫌がられているものはたくさんあります。

たとえば、農業をやっている人なら雑草に頭を悩ませていることでしょう。病原菌や寄生虫も嫌われ者です。ゴキブリを好きな人はあまりいないでしょう。しかし、それは人間のイメージや勝手な都合で「悪者」だと決めているだけで、本当に悪者かどうかはわかりません。先にお話しした「循環」を念頭に考えると、人間のイメージや都合で悪者とされているものを排除すると、さまざまな弊害が出てきます。このあたりにヒントはないか。そこからガンの正体に迫れないか。私はそう考えました。

雑草は悪者か？

農業でもっとも邪魔者とされているのは雑草です。雑草は作物に行くべき栄養を横取りするから駆除したほうがいい、と思われています。

草取りは、経験者にはわかると思いますが、大変な重労働です。夏場だと、せっかく雑草をとってきれいにしても、数日でまた生えてきます。畑に草が生えていると近所の人に怠慢だと思われますから、せっせと草を抜く。腰が痛い。疲れる。そんな悩みを解決したのが除草剤でした。薬をまけば草は枯れる。こんな便利なものはありません。

除草剤は便利な薬ですが、弊害もあります。雑草がなくなって、見た目はきれいな畑になっても、畑の生命力は低下しています。除草剤によって、土壌にいる微生物が死んでしまうからです。微生物なんていなくてもどうってことない、と思われるかもしれませんが、とんでもない勘違いです。

子どものころ、不思議に思っていたことがありました。人は毎日のようにウンチをします。動物たちもウンチをします。もし、ウンチがそのままだったら、世の中はウンチまみれになるはずです。畑に糞尿をまくのを見て、その畑で育った野菜は食べられるのだろうかと思いました。でも、いつの間にかウンチは消えてしまって、その畑でできた野菜も果物もくさいわけではありません。おいしく食べられるのです。

どういう仕組みなのだろう？　持ち前の理屈っぽさから、それを知りたくてたまらない時期がありました。

地中にはたくさんの微生物がいて、それがあらゆる有機物を分解していると知ったのはもっと先のことです。それを知ったときは感動でした。なんて自然はうまくできているのだろうと、心がワクワクした覚えがあります。

微生物は、ウンチだけではなく、枯葉や枯れ木、動物たちの死骸などの有機物を分解しています。分解して、植物たちが育つために必要な栄養素にしているのです。見事な循環があるのです。除草剤によって微生物が死んでしまったら、栄養素が作れません。作物は栄養不足になってしまいます。循環が途切れます。それではいけないというので、農家はせっせと化学肥料を畑に入れます。

雑草を嫌うことによって、除草剤をまいて、土壌を栄養不足にしてしまいます。だからと言って、化学肥料を入れ過ぎると、土壌にも作物にも悪影響を与えます。

雑草には、微生物に栄養を与えたり、土壌を改良する役割もあって、適度に雑草があるほうが、おいしくてパワーのある野菜がたくさん採れるのです。

雑草は決して悪者ではないのです。

病原菌は悪者か？

雑草と同じように病原菌も嫌われ者です。現代人は、何ごとも清潔志向でとにかく手を洗ったりマスクをしたり、過剰とも思える病原菌対策が行なわれています。さらに、ちょっと体調が悪くなれば抗生物質を注射したり飲んだりする。病気の原因となる病原菌は排除してしまえというわけです。

その結果、どういうことが起こってくるか。

病原菌も生き物ですから死にたくありません。生き延びる方法を考えます。抗生物質に負けないように病原菌が変化していきます。こうして抗生物質が効かない耐性菌が登場しました。

抗生物質も病原菌もずっとその人の体内に残っているわけではありません。呼吸や排泄物を通して外へ出て行きますから、その結果、外でも抗生物質に強い病原菌が作られ、繁殖します。それがだれかに感染する。これまでよく効いた抗生物質の効果が出ない。大変だ、大変だ。そういういたちごっこが起こっています。循環は循環でも悪いほうへの循環が起こります。

病原菌を殺そうとするから耐性菌が出てくるのです。私は、病原菌を殺すのではなく、病原菌はそのままでいいから、病原菌が出す毒素を中和する薬が開発されればいいと思っています。毒素を無毒化するだけですから、病原菌は自分の存在を脅かされず、より強い病原菌に変身しようとしません。ともに生き残ることができるのです。

邪魔だから追い出すという行動は、必ず、人間の危機として戻ってきます。病原菌やウイルスは悪という考え方から一刻も早く脱却する必要がある、と私は思います。「悪いからやっつけてしまえ」ではなく、病原菌やウイルスが存在する理由や、なぜ人体で増殖して病気になるのか、そうした根本的なところを考えていく必要があるのではないでしょうか。

病原菌もウイルスも、自然の循環の一部です。これを排除すると循環が成り立たなくなります。そこから、さまざまな問題が発生してきます。耐性菌はその一つだと思います。

寄生虫は悪者か？

嫌われ者についていろいろと調べると、面白い話がたくさん見つかります。「カイチュウ博士」として有名な藤田《ふじた》紘一郎《こういちろう》先生。東京医科歯科大学の名誉教授です。先生は寄生虫学が専門で、自らお腹にサナダムシを飼っていたというのでよく知られています。

藤田先生がサナダムシをお腹の中で飼おうと思ったのは、インドネシアに疫学調査に行ったのがきっかけだったようです。その村では、大便は川に垂れ流し、その横で子どもたちは遊んでいるし、洗濯や炊事も同じ水でやっている。劣悪な衛生状態でした。

検査をすると、住民は回虫に寄生されていました。日本では戦後、回虫というのはとんでもない悪者で、徹底的に駆除されました。私も、学校で回虫の検査を受けたことがあります。当時、日本でも衛生状態は良好ではなく、回虫に寄生されている子どもはたくさんいました。今の日本では、お腹の中に回虫がいる人はほとんどいないでしょう。

回虫に寄生されているインドネシアの住民をよく観察すると、みんな肌艶《はだつや》もいいし、元気で健康的な人ばかり。検査をしてみると、血圧やコレステロールが異常な人はいませんでした。悪者とされている回虫が、彼らの健康の役に立っているのではないだろうか——と藤田先生は考えました。

回虫を駆除した日本は、アトピー性皮膚炎やぜんそく、花粉症など、アレルギーが急増しています。インドネシアにはアトピー性皮膚炎も花粉症もないそうです。昔は日本もインドネシアと同様に、お腹の中には回虫がいて、アレルギーもありませんでした。ひょっとしたら、回虫はアレルギー抑制に何かしら関係しているのでは？

そこから藤田先生の回虫とアレルギーの研究は始まり、ついには回虫が出すアレルギー抑制物質を特定しました。立派な科学的成果です。それを論文にして発表しました。画期的なことになるはずでした。ところが、学会はまったく無視。回虫がいることで健康でいられるというあまりにも常識から外れた説なので、アレルギー抑制物質が特定できても、専門家は耳を貸してくれませんでした。

先生の研究はさらにエスカレートして、自分の腸にサナダムシという寄生虫を飼う人体実験を始めました。サナダムシを実際に飼ってみたら、中性脂肪が正常になってメタボにもならず、とても健康になって、花粉症の気配も出なかったそうです。世間で言われているような寄生虫の害はなく、上手に共生できることを、先生は自分の体で証明したのです。

寄生虫というとまゆをひそめる人もいるでしょう。嫌われ者です。しかし、藤田先生の研究が正しいなら、寄生虫は悪者ではなくて、逆に人間の役に立っているわけです。「寄生虫＝悪者」が常識になって、それを闇雲に排除しようとしたことで、人間の免疫力のバランスが崩れ、こんなにアレルギーが多くなったとも考えられます。寄生虫も自然の循環の中で生きています。畑の雑草を駆除することで土壌が悪くなるように、寄生虫がいなくなることで、腸内の環境が悪化したということもあり得る、と私は思います。

度を越した清潔志向が病気を作る

藤田先生は、現代人の度を越した清潔志向は「愚行《ぐこう》」と断言しています。外出したら手洗い、うがいをしましょう、と子どもたちは言われます。それも、石けんで手先から指の間、肘のあたりまで洗えと指導されます。

薬用せっけんで洗うと、皮膚を守っている皮膚常在菌まで殺します。皮膚常在菌は皮膚を弱酸性に保つ働きをするので、酸に弱い病原菌を撃退します。私たちを病原菌から守っているのです。ごしごしと石けんをつけて洗いすぎると、皮膚膜がはがれてウイルスが侵入しやすくなるのです。

石けんや消毒薬で病原菌を殺すことで循環がストップすると、菌のバランスが崩れ、ある類の菌が爆発的に増え、それが人体に悪影響を与える原因にもなるのではないでしょうか。

うがいも、あまり神経質になると、口の中や、のどの細菌のバランスを崩したり、粘膜を傷つけます。健康のためにやったことが仇《あだ》になることも多々あるのです。

大腸菌というと悪玉菌の代表ですが、腸の中でビタミンを合成したり、他の細菌の攻撃から守るといった働きがあるそうです。

藤田先生の本には面白い話がたくさん出てきます。

大阪府堺市の小学校でO－157が原因とみられる食中毒が広がったことがありました。便を調べたところ、O－157の菌をもっているのにまったく下痢しない子が30パーセント、ちょっと下痢した子が58パーセント、重篤な症状になった子が12パーセントでした。子どもたちの背景を調べてみると、重篤な症状になった多くは清潔さに敏感な家庭で育ち、泥遊びなどしたことがない子どもでした。何ともなかったのは泥遊びなどが日常的だった子どもたちでした。O－157はとんでもなく凶暴な菌のように思われていますが、実はとても弱い菌で、雑菌の多いところでは生きていけないそうで、清潔に保たれ、雑菌のいない学校給食のような場ではちゃんと生き残れるのです。雑菌がＯ－１５７の増殖を防いでいたとは、皮肉な話ではないですか。

人間とインフルエンザの不毛な戦い

いくつか例をあげましたが、一般的には「悪者」だと思われていても、実はそうではないものはたくさんあるはずです。毎年冬になるとインフルエンザが流行し、インフルエンザウイルスが悪者扱いされます。高い熱が出たり嘔吐したり、インフルエンザにかかった人はつらい思いをしますからウイルスを悪者だと思うのも当然ですが、インフルエンザにかかるのも理由があると思います。その理由を考えないで、悪者だからやっつけろという発想で薬を使うと、循環が崩れて、弊害が出ることがあります。

インフルエンザの薬の使用量は日本が世界1だそうです。次々と新薬が登場します。２０１８年の流行期には、１回の服用で効果が出る新薬が現われました。画期的な薬だと大いに期待されました。ところが２０１９年にはその薬に耐性のあるウイルスが検出されたというニュースが流れました。たった1年で、ウイルスは新薬に対抗できるように変身する術を身につけたのです。恐るべしウイルスです。

すると人間は、その変異したウイルスにも効く新薬を開発しようとがんばります。

人間は頭がいいので、これまでのものよりもっと効く新薬を作り出します。恐るべし人間です。ところが、ウイルスもそれに負けじと、より強力に進化します。すると人間は……。

これって、きりがないと思いませんか。結局、インフルエンザはなくなりません。

薬が強くなればなるほど、副作用も激しくなるはずです。人間にとってもウイルスにとっても、不毛な泥沼の争いでしかありません。

インフルエンザウイルスを悪者だと決めつけるからそんなことになってしまいます。

キリンの首が長くなったのはウイルスに感染したからだというウイルス進化説があります。決して荒唐無稽の話ではなく、学会でも、かなり有力な説として支持を得ているそうです。インフルエンザウイルスも人間の進化に何か貢献しているかもしれない——そう考えて対処したほうがいいと思います。

地球上の生命は、何か役割があって、役に立っているからこそこういるのではないでしょうか。無駄なものは何一つなく、一見、悪者だとか邪魔者だと思われている存在も、きちんと何かの役割を果たしているのです。ただ、循環を断ち切ると、そこでさまざまな問題が起こってくることがあるのです。

ガンにも役割があり、何かの役に立っているはずです。

恐竜はなぜ存在したのか？

私がガンの患者さんによくお話しするのは、「恐竜はなぜ存在したのか？」ということです。すべての生き物には役割があることをお伝えしたくてそんな話をもちかけるのです。恐竜は原始時代の象徴的な生き物ですが、ある時期、地球上でもっとも繁栄した種族だったのではないでしょうか。その恐竜にはどんな役割があったのか。

地球ができたのは約46億年前。海で生物が生まれたのは約38億年前だと言われています。恐竜が登場した2億5０００万年ほど前、地球上では火山活動が活発でした。山火事もあちこちで起こっていたでしょう。山火事が広がれば植物はどんどん減って、植物がなくなれば草食動物が死滅します。草食動物がいなくなれば肉食動物も飢えて死んでしまいます。そのままでは、地球上に生命がいなくなってしまいます。

地球が進化するには、火山活動はどうしても必要でした。大地を作り、地球に熱をもたらせて生命を育むのに不可欠です。しかし、火山活動が活発になれば、生命を滅ぼしてしまう危険もありました。さてどうするか。そのジレンマを救うために現われたのが恐竜でした。

恐竜は大きな体で象のように群れを作って移動します。たくさんの植物を食べます。あの大きな体ですから、小さな森ならすべてを食べ尽くすでしょう。彼らは噴火する火山を避けて森から森へと移動し、葉っぱも実も幹もばくばく食べました。移動するとき、山火事で丸焼けになったところを通り、そこへ体についた種を落としたり、糞と一緒に種を排泄しました。やがて、恐竜がまいた種は芽を出し、糞が肥やしとなって芽が大きく成長し、森が復活します。空を飛ぶ恐竜も登場しました。彼らは陸上の恐竜よりももっと遠いところへ種を運ぶことができます。

恐竜は森を復活させる役割をもたされていたと私は考えています。恐竜は植物を食べ、植物は食べられることで種をまいてもらう。そんな循環が出来上がっていたのです。恐竜がいなければ、地球上の命は継続できず、地球も進化できなかったでしょう。もしあの時代に現代人がいて、恐竜は危険だから殺してしまえと、恐竜狩りをして絶滅させたとしたら、地球上の生命は滅びていたかもしれません。

クジラの役割は？

入院患者さんの病室へ行って、ビワの葉温灸をしながら恐竜の話をすると、みなさん、「そんなこと考えたこともなかった」と、とても喜んでくれます。

あるとき、患者さんからこんな質問をされました。

「恐竜にそんな役割があるなら、クジラにはどんな役割があるんだろうね？」

クジラは恐竜と同じように体が大きいので、そんな質問を思いついたのでしょう。いい質問だと思いましたが、すぐには答えられません。何とか答えを見つけ出さないといけません。私は「考えさせてほしい」と、家にもって帰りました。家で一所懸命考えていると、いろいろヒントになることが思い浮かんできました。

以前、テレビでクジラのことを特集していたのを思い出しました。マッコウクジラという顔が大きくて真っ黒なクジラがいます。あのクジラは、水深３０００メートル、水圧３００気圧の深海に１時間ほど潜っていられるそうです。深海は光が届かないので真っ暗ですが、クジラは音の反射でものを見ることができるので光は必要ありません。深海には巨大なダイオウイカがいて、それを捕食しています。マッコウクジラを解体すると胃の中からダイオウイカが出てくるそうです。

何のために深海まで潜るのだろうか？　私は考えました。もちろん、餌を取るためなのですが、その行為を通して何か循環が作られているはずです。クジラが作る循環とは何でしょうか。患者さんは、その答えを私がもってくることを期待しているのです。

クジラが大きな体で海底深くまで潜ってまた海面に戻ってくることでどんなことが起こっているのか、クジラになったつもりで想像してみました。海底には深層水というミネラルなどの栄養が豊富な海水があります。クジラは哺乳類ですので、呼吸をしないといけません。ときどき海面に上がってきます。潮を吹くのはクジラの呼吸です。

海面に浮上するときには、クジラは大きな体で深層水を巻き上げてきます。栄養豊富な深層水は、小魚たちにとっては食べ物の宝庫です。深海に潜れなくてもクジラのおかげで海面付近にいる小魚たちも食べ物にありつけるのです。クジラが巻き上げてくれた餌をめがけて、お腹を空かしたたくさんの小魚たちが集まってきます。すると、その小魚たちを狙って少し大きな魚がやってきます。さらに、鳥もやってきます。そこで食物連鎖が起こって、魚や鳥たちの命が躍動するのです。

クジラのいるところには小魚がたくさんいるので、まるでクジラが小魚を食べているように思われている節があります。しかし、あんな大きな体ですから、小魚では腹の足しになりません。膨大なエネルギーを使ってあんな小さな魚を捕っているとはとても思えないのです。彼らはダイオウイカのような、もっとお腹にたまるものを捕って食べているはずです。それに、クジラがあの大きな体で小魚を食べてしまったら、ほかの魚たちの餌がなくなってしまいます。そういう循環を崩すようなことを自然はするはずがありません。

　クジラは深海で餌をとりますが、哺乳類ですから海面に浮上して呼吸をしなければなりません。体が大きいから深層水を巻き上げながら海面に上がってきます。クジラが海に住む哺乳類であることも、体が大きなことも、深海に潜れることも、すべてが意味をもってつながります。それぞれが生かし合うために自然は作られているのです。

　答えを見つけた私は、さっそく病室を訪ねて、クジラの役割についてお話ししました。患者さんは笑いながら、うなずきながら聞いてくれました。

「こういうふうにすべての生命には役目と意味があるんだと思いますよ。ガンにも何か役割があるんだと思いますよ」

　そうお話しすると、納得してくれます。不安な表情が笑顔に変わります。落ち込んでしまって何をする気力もなかったのに、「明日から気功に行ってみようかしら」と言ってくれる患者さんもいます。ああ、私の理屈が少しでも希望になってくれたと、とてもうれしくなります。

　こんなことで喜んでもらえるなら、嫌われ者たちがどう役に立っているのか、あれこれ調べてみたくなります。ゴキブリはどうなのでしょうか。あの姿を想像するだけでぞっとする人もいるでしょうが、ゴキブリは人間よりも古くから地球にいると言われています。何の意味もなく、こんなに長く地球に住んでいるはずがありません。きっと何か役目があるのだろうと思います。

悪者だと思っていたものがそうではなかった。絶対的な悪者などない。すべての存在には役割がある。そこに私はたどり着きました。最大の悪者だと思われていたガンにも必ず役割があります。ガンの役割は「人を生かすため」。私は夢でそう教えられました。その理屈を見つけ出せたら……？　ガンは自分を殺すためにできたのではなく、自分を救うための救世主だと、多くの人が思えるようになったら……？　自分が探し求める理屈が、恐怖におののくガン患者を救えるのではないかと興奮しました。ガンに対する考え方が変われば、ガンの治療も変わってくるでしょう。

ガンはいったい何者だ？　人を生かすとはどういうことなのか？　私の頭の中は寝ても覚めてもそのことでいっぱいでした。

（第5章）

ガンは悪者なんかではない

水不足のとき植物はどうするか？

私は理屈っぽくて、納得できるまで考える性格だと言いましたが、そのベースにあるのは、自然の中でどういうことが起こっているかという自然観察です。私は田舎生まれ、自然育ちなので、自然とはとても仲良く過ごしてきました。ですから、自然を観察する目をもっているつもりです。何か疑問があると、自然をていねいに観察しました。すると、そこから答えやヒントをもらえるのです。

ニュートンが万有引力を発見したのは、リンゴが落ちるという現象を見たのがきっかけと言われています。私たちのまわりで起こっている自然現象にはさまざまな答えが詰まっています。

「生かすためだよ。人を助けてくれている」

という夢で教えてもらったあの答えをどう説明するか。私はいろいろな角度から考えて、「環境こそ絶対的な法則」だという考えをベースに、次の二つのことを確信しました。

自然は「循環」でできている、という確信です。

もう一つは、「世の中に不要なものはない」という確信です。

雑草であれ、病原菌であれ、寄生虫であれ、人間のイメージや都合で悪者だと決めつけているだけで、排除しようとすると、さまざまな弊害が出てきます。私の確信は世の中には不要なものなどないというスタンスです。排除することで解決することなどほとんどないと考えていいと思います。すべての生命は共生しているのです。

二つ目は「不要どころか、すべての生命には存在している意味と役割がある」という確信です。恐竜とクジラの例をあげましたが、それぞれ意味と役割があることを前提に見ていくと、恐竜やクジラの見方が違ってきます。あいつらもがんばっているんだ、と尊敬できるようになり、親近感も湧いてきます。

ガンにもそんな気持ちで接することができたら、日々の生活や治療法の選択が変わってくるのではないか。そんなふうにガンのことを考えながら自然を観察していたとき、妙に家の庭木が気になりました。こういうふうに何かが気になるというのも一つのメッセージです。私は、そのメッセージを聞き取ろうと、その日からずっと庭木を観察しました。庭木は動けないから大変です。雨が降っても雨宿りはできない。風をよけることもできない。暑い夏も炎天下で耐えないといけない。自然の脅威にさらされながら、たくましく生きています。「こいつらすごいな」と、改めて植物のすごさを感じました。

ずっと観察を続けていたある日、ふと、「日照りで水が不足したときには、植物はどうするんだろう?」という疑問が浮かびました。動物なら、水辺に移動して水を飲むことができますが、庭木は動けません。雨が降らなくても、水をもらえなくても、ただ黙ってそこにいるしかありません。

「仕方ないよ」とじっと雨が降ってくるのを待っているだけでしょうか。そんなことはないでしょう。彼らだって、何か生き残るための手段を講じるはずです。

「水不足になったら、こいつはどうするんだろう?」と翌日も翌々日も庭木をながめました。疑問は解かないと気がすみません。いろいろな角度から考えるのが私は好きです。それでもわからないときには、観察している対象物の身になって考えるのが私の癖で、このときも自分が庭木になったつもりで考えました。ずっと雨が降らない。水をまいてもらえない。地面はカラカラに乾いている。このままだと枯れてしまう。さて、庭木になった自分はどうするだろう?

二つのことを考えました。

一つは、何とかして水を手に入れること。根をどんどん伸ばして土の中の深いところにあるかもしれない水にたどり着く。しかし、根を伸ばすと言っても限界があるでしょう。根を地中深くまで伸ばすにはたくさんのエネルギーが必要です。十分な水を得るのは簡単ではありません。

水が十分に得られないなら、水を使わないようにするしかありません。

つまり、二つ目は節水です。

庭木など植物は根から水や栄養を吸収し、すべての細胞に送り届けます。余った水は、葉っぱから蒸発していきます。つまり、水が消費されるのは、細胞で使う分と蒸発分です。となれば、水の消費を抑えるには、細胞での使用量を減らすか、蒸発を防ぐことです。

庭木はどうやって節水をしているか。日照りが続くと葉がしおれ、やがて落ちます。そうだ、水を節約するには葉っぱを落とせばいいじゃないか、と私は考えました。そうすれば、水を使う細胞の数も少なくなるし、蒸発も防げます。そうやって庭木は水不足に対処するのではないでしょうか。そうに違いありません。

ガン細胞の犠牲的精神

水が不足すると、葉っぱは全体を生かすために落ちる。それによって、水の消費量を減らし、全体の命を守るのです。庭木のこの水不足対処法とガンとの間に何か関係がありそうだと直感し、私の思考は次の段階へ進みました。

葉っぱが落ちるのは、自分が犠牲になって植物全体を助けようという行為です。ガンはどうでしょう。一般的にガンは、犠牲的精神とは真逆の、エゴの塊のように思われています。栄養を横取りして、自分だけが無秩序に大きくなって、ついには当人を死に至らしめるという悪者です。

しかし、「生かすためだよ。人を助けてくれている」という夢のお告げからガンの正体を探ろうとしているわけですから、これまでとは別の視点で見ないといけません。そのヒントが水不足のときの葉っぱの犠牲的精神でした。

庭木にとっての水不足。それを、人間の場合ならどういう状況だと考えればいいでしょうか。庭木にとっての水は、その働きから言えば、人間にとっての血液と似ています。人間の場合、血液が全身をスムーズに巡らないと、数十兆個あるという細胞に十分な栄養や酸素を届けることができなくなります。

水不足のとき、庭木は葉っぱを落とすことで全体を守ろうとします。では、人間の体は血流が悪くなったとき、どうやって全体を守ろうとするのでしょうか。葉っぱのように自ら犠牲になる「何か」がないといけません。その「何か」がガンではないか、と私は考えました。もしそうなら、「生かすためだよ。人を助けてくれている」というメッセージと合致します。

どうしたらそれを合理的に説明できるか。さんざん悩み、最初に調べたのは、血流が悪くなるとガンになるのか、ということでした。

ガンの原因はいろいろと言われていますが、帯津先生とも親しかった安保徹《あぼとおる》先生（故人・元新潟大学大学院教授）や石原結實《いしはらゆうみ》先生（イシハラクリニック院長）、川嶋朗《かわしまあきら》先生（東京有明医療大学教授）らは、「体温が低いとガンになりやすい」と、著書の中で強調しています。最近は、生活スタイルの変化や食事の影響で、平熱が35度台という低体温の人が増えていますが、この低体温によってガンが増えているのだと指摘しています。体温が低いと臓器の働きが低下し、免疫力も低下するためにガンになりやすく、その根本には血流の悪さがあるとのことです。

私も、低体温の原因は血流の悪さにあると思います。何らかの理由で血流が悪くなると体の隅々まで血液が届かなくなり、その結果、体温が低下します。冷え症の人が増えていますが、特に冷えるのは指先や足先といった体の末端部です。末端部まで血液が行かないから冷えるのです。体の深部でも同じことが起こるとして、血液が十分に供給されない臓器もあり、そういう臓器は機能が低下してガンになりやすいのではないでしょうか。

ストレスもガンの大きな原因だと言われています。ストレスがあると、心臓がバクバクしたり、冷や汗が出たり、気持ちが高ぶって眠れなかったりします。これは、自律神経の中の交感神経が優位になっているからです。血流の面から言うと、交感神経が優位になると、血管がギュッとしまって、血液が流れにくくなります。ストレスのある生活を続けていると、慢性的に血流が悪くなります。そうなれば、低体温と同じように、体のあちこちで血液が足りなくなってしまいます。それがガンの原因になるわけです。

食事の大切さを説く医師もいます。さまざまな食事療法があって、何を食べればいいかはまちまちですが、基本的には血液の質を悪くする（よくドロドロ血と言います）ような食べ物は避けるということで共通しているように思います。

運動不足もガンの原因です。運動をしないと筋肉が衰え、体温が低下し、血流が悪くなります。

そう考えると、血流とガンとは関係がありそうです。

庭木が水不足になるのは、人体で言えば、低体温やストレスによって血流が悪くなり、体の隅々まで血液が行かなくなることに相当します。植物は水不足になると葉っぱを落としました。人間はどうするのでしょうか？　ここからは、私独自の考え方です。

たとえば、ストレスが続いて、大腸への血流が悪くなって、本来なら１００の血液が必要なのに80しか流れないとします。それでは、大腸すべての細胞に必要な血液を供給できなくなります。血流が不足している状態のまま、すべての細胞に血液を分配しようとすると、どの細胞にも健康なときの80パーセントしか血液を供給できなくなり、一個一個の細胞は栄養不足、酸素不足を起こして働きが悪くなります。

庭木の葉っぱを細胞だとみます。水が不足したとき、すべての葉っぱに水を届けようとすると、どの葉っぱも水不足になってしまって働きが悪くなります。その状態が続けば、庭木全体がダメになってしまうかもしれません。そうならないように、葉っぱの一部は、ほかの葉っぱに十分に水が行きわたるようにと、自ら木を離れて落ちます。人間の体の細胞の中にも、植物と同じように、ほかの細胞のために犠牲的精神を発揮する細胞があるのではないでしょうか。

大腸の血流が80パーセントになれば、20パーセントの細胞が、「私には血液はいらないから」と、落ちる葉っぱのような役割を担います。そうすることで、残った80パーセントの細胞には必要な血液が供給され、大腸全体の機能は健康に維持されます。「私には血液はいらない」と自らを犠牲にするこの細胞がガン細胞ではないかと、私は考えるのです。

キュウリや老木からもらったヒント

栄養が足りないとき、栄養を使わない部分を作ってほかを生かそうとする働きは、自然を観察していると、いろいろなところで見ることができます。

子どものころ、よく畑でキュウリをもいで塩をつけて食べました。お菓子などない時代ですから、畑の作物がおやつでした。私はキュウリでいろいろな実験をしました。柔らかくおいしそうなキュウリを割ると種があります。その種を土に埋めました。そこから芽が出て来年はキュウリができるかと思っていたのですが、未熟な種からは芽は出ませんでした。

別の場所に、キュウリをまるごと埋めました。そこからは芽が出てきました。まるごとだと芽が出るというのはどういうことだろうと不思議に思いました。その答えがほしくて、テーブルの上に長時間キュウリを放置しておいて観察していると、こんなことが起こりました。キュウリ全体はしなびているのですが、端っこだけがぷくっと膨れています。どうなっているのだろうとその部分を切ってみました。熟した種がありました。キュウリをツルから切り離してしまえば、養分も水分も入ってきません。限られた養分の中でキュウリはどうしたか。生き物にとって大切なことは子孫を残すことです。そのためには種を残さないといけません。実や皮やほかの部分は犠牲になって、養分を種に集めようとしたのではないでしょうか。まるごと埋めておくと、テーブルの上の放置したキュウリのように、実や皮やほかの部分が種に養分を送ったのでしょう。その犠牲によって種が熟したら、芽が出ます。

生き物は、栄養や水が十分にあれば全体がすくすく育っていくのですが、成長に必要なものが不足すると、それを補うために犠牲になる部分が出てきます。それが、庭木であれば葉っぱであり、キュウリの場合は実や皮ではないか。そんなことを私は考えるのです。

こんな発見もありました。

山歩きをしていると、一本の太い老木が目に入りました。私よりもはるかに年上なのは間違いありません。長い間ずっとここにいたのかと思うと、尊敬の念さえわきあがってきました。しばらくその根元で老木をなでたりしながら休んでいました。根元を見ると「うろ」と呼ばれる空洞がありました。老木にはよくあります。

なぜ、老木にはうろがあるのだろう。若い木にはないのに。いつもの「なぜ？」が頭をもたげました。うろというのは、幹の細胞が死んで、空洞になっている部分です。

そうだ！　と手をたたきました。

庭木が葉を落とすのと同じことなのです。

老木になれば根から水分や養分を吸い上げる力が落ちてきます。しかし、幹は太く、枝も立派に伸びていて、一個一個の細胞に平等に養分を分けてしまったら、どの細胞も水分・養分不足になってしまいます。それでは、木の命が維持できません。

なるほど、老木は、養分を使わなくていいところを設けているのです。最初は必要最小限の葉っぱを落とすことで乗り切ろうとしたかもしれません。しかし、それだけでは追いつかなくなりました。それなら幹が犠牲になろうということで、うろができたのではないでしょうか。

以前は、老木に空洞を見つけると、この空洞が大きくなって木が枯れてしまうのではないかと思っていました。空洞は木を枯らす悪者だと考えていたのです。しかしそうではないのです。空洞は木を生かすためにできるのです。もし、老木がもっと養分を吸い上げることができるようになったなら、空洞はそれ以上広がらなくなり、ひょっとしたら少しずつ細胞が再生して、穴は小さくなっていくことも考えられるのです。

人間にとってのガンも老木のうろと同じなのではないでしょうか。

わかった！　ガンはどうやって人を生かすのか

そう考えると、私のガンがなぜでき、なぜ完治したのかということもきちんと説明できるのです。

私の体にガンができたのは、毎日、大きなストレスを抱えて暮らしていたためです。それに、冷たいコンクリートの上での仕事でしたから体も冷え切っていました。食事も不規則、睡眠不足、一日中工場の中にこもっていましたから運動不足。そんなことが重なって、血流はとても悪くなっていたはずです。

私の場合は、特に大腸への血流が悪くなっていたのでしょう、そこに「自分は血液がいらないよ」と犠牲になってくれるガン細胞ができたのです。

手術をし、さらに温熱療法、そして抗ガン剤治療をしました。とりあえずはガンを取りました。しかし、ガンはなくなっても血流が良くなったわけではありません。根本的なところが解決されていないのですから、細胞たちはまた話し合うでしょう。「血流が悪いままだから、血液がいらない細胞がまだ必要だな」と。そうすると、「私は血液いらないから」とガン細胞に変身する細胞が出てくるのです。それが再発とか転移と言われる現象です。私も手術でとれたからと安心して、ガンになる前と同じ生活をしていたら、きっと再発しただろうと思います。

漢方薬を飲んだり、気功をやったりしたことで、私の血流は健康なときと同じに戻ったのだと思います。体の冷えも解決し、仕事のストレスもなくなりました。だから、第4期のガンと診断されて30年近くたっても、こんなにも元気で生きていられるのだと思っています。

前章で、私がガンについて疑問に思ったことを書きました。それも、ガンと血流の関係で説明がつきます。

「ガン細胞は毎日数千個できているのに、どうしてガンは全身にできないのか」

そんな疑問でした。ガンが全身にできずに特定の場所にできるのは、血流が関係しているからです。ガンの原因としてタバコや飲酒があげられますが、ヘビースモーカーなら肺に大きなストレスがかかります。お酒は肝臓に負担がかかります。そのために肺や肝臓の血流が悪くなって、その場所に犠牲となる細胞が必要になってきます。

私の場合は、慢性的なストレスは胃腸にきますから、大腸の血流が悪くなっていたのだと思います。発見されたときには全身にガンが広がっていたという方もいるようですが、そういう人は、あちこちの血流が悪くなっていたからではないでしょうか。

もう一つ、ガンがいきなりできたり、突然消えてしまうことがあります。ガン細胞は一個の細胞から地道に分裂を繰り返して大きくなるのではなく、血流が悪くなればその程度に応じて正常細胞がガン細胞に変化する、というのが私の考え方です。人間ドックではまったく異常がなかったのに、その後、血流が悪くなるようなことが起これば、数カ月後には末期ガンになることも十分にあり得るのです。逆に血流を良くすれば、大きなガンがすぐに消えてしまうこともあるはずです。必要があれば現われ、必要がなければなくなるのがガン細胞なのです。血流が改善されれば、短時間にガン細胞は正常細胞に変わります。

ガンはその人を滅ぼそうとしているわけではありません。ガンが広がっていくのは、さらに血流が悪くなってしまって、犠牲になる細胞が増えるからです。

ガンを治すには、ガン細胞を必要としない体を作ればいいのです。水不足の庭木も、雨が降ったり水をあげたりして、十分な水分が供給されれば、葉っぱが落ちる必要もなくなり、新しい葉っぱが出てきて、もとの庭木の姿に戻ります。それと同じで、血流不足の体を何とかすれば、ガン細胞は必要がなくなり、正常な細胞に戻ることができるのです。

温熱療法の本当の目的は？

私が温熱療法を受けて苦しんだ話をしました。温熱療法はとても効果的だと言われています。なぜかと言うと、ガンは熱に弱いとされているからです。ガン細胞は42・5度を超えると極端に生存率が低くなるのです。皮膚とか筋肉といった正常な組織は温度が上がると血流が増えて熱を逃がそうとしますが、ガン細胞は体温が上がっても血流が増えないため熱を下げることができずに、死滅してしまうとされています。

私は少し違う角度から温熱療法を見ていて、温熱療法の本来の目的はガン細胞を熱で殺すことではなく、体を温めて血流を良くすることだと考えています。血流が良くなれば、ガン細胞は正常細胞に戻ることができます。ガン細胞もできることなら正常な細胞でいたいわけです。しかし、血流が悪くなり、このままではその人が病気になったり死んでしまったりするので、自らガン細胞となって、血液を使わないようにしているのです。ですから、血液が十分に流れてくるようになれば、元の細胞に戻れるのです。温熱療法にはそういう役割があると、私は考えるようになりました。

といっても、私のように40度以上の熱が出るような治療をすることはありません。それは逆効果ではないでしょうか。普通では出ないような体温にするのは、全身の細胞にとっては緊急事態です。大変なストレスです。これを乗り切るにはたくさんの血液が必要です。細胞たちは血液の奪い合いをします。そうなると血液の足りない細胞がたくさん出てきて、そういう細胞はますます弱っていきます。ガン細胞もダメージを受けますが、正常細胞も痛めつけられて、体はどんどん衰弱していきます。私が味わったあの極限の苦しみは、細胞たちの悲鳴だったと思います。細胞に悲鳴を上げさせるような治療はしてはいけない、と私は思っています。

あのきつい温熱療法のことをある患者さんに話したときのことです。私が「２回目の途中でやめて良かった」と言うと、その人は「そうじゃない。２回やったから治ったんだ」と反論してきました。彼は、温熱療法をしてほしいと主治医に頼みました。先生は、まだそんな段階ではないからと違う治療をすすめましたが、それでも彼は先生に食い下がって温熱療法を受けることにしました。

１回目の治療が終わったあと、「どうでしたか？」と聞くと、「きつかった。でも自分で決めたことだからまたやる」と意志を曲げません。あのきつい温熱療法を何回か受けるうち、彼はだんだん衰弱していきました。そして、ほどなくして亡くなりました。ガンと勝負してやろうという彼の意気込みには感服しますが、細胞は普通ではない熱に悲鳴を上げていたのではないでしょうか。

その点、ビワの葉温灸のように、気持ちよく体を温めることで血流を良くすれば、ガン細胞は喜んで正常細胞に戻っていきます。気功も、呼吸を整えゆっくりと動くことで、体も心もリラックスできて自律神経が整い、血流が良くなります。それによってガン細胞が正常細胞に戻っていきます。

遠赤外線のドームに入ったり電磁波でガンを温めたりといった温熱療法もありますが、効果があったという話はあまり聞きません。ガンを熱でやっつけるという発想だと、患者さんもつらい思いをして、結果はあまり良くないというのが現実のようです。

新生血管はなぜできるのか？

「ガンは人を生かすためにできるもので、血流が悪いと正常細胞がガン細胞に変化する」という話をすると怒り出す人もいます。議論を吹っかけられることもあります。

「ガンは血液がいらないと言うけれど、ガンは新生血管を作って、血液を横取りしているんだぞ。いい加減なことを言うな」

よく言われました。

ガンは通常の血管からバイパスのように新生血管を作って血液を横取りしているというのが定説です。それなら新生血管を遮断してしまえばいいと、新生血管を阻害する治療法やサプリメントも実用化されています。いわゆる兵糧攻めでガンを殺してしまえというものです。

新生血管についても私なりの考え方があります。新生血管は、本当にガン細胞が血液を横取りするためのものでしょうか。ガン細胞が血液のいらない細胞だとしたら、何のために新生血管まで作って血液を横取りする必要があるのでしょうか。

とにかく、大前提としてガンは悪者だという固定観念があるので、ガンがやることはすべて悪いと思い込んでしまいがちです。ろくなものではない奴という烙印《らくいん》を押された人が、ある日突然、優しい声をかけたり親切なことをすると、何か魂胆があるに違いないと勘ぐってしまいます。でも、こちらが悪い奴と思い込んでいるだけで、本当は優しくて親切な人なのかもしれません。

ガンは悪者だと思い込んでいるので、新生血管もガンが作るものだから血液を横取りしているに違いないと見てしまいます。しかし、「ガンは人を生かすためにできる」を前提にすれば、新生血管ができる理由も違う解釈ができます。新生血管はガン細胞が正常細胞に戻ろうとするときに作られるものではないか、というのが私の考え方です。食事を変えたり運動をしたり、体を温めたりして血流が増えてくると、その人の体にはガン細胞が必要なくなります。必要なくなったガン細胞は徐々に正常細胞に戻りはじめます。ガン細胞が正常細胞に戻るためには、血液を取り込まなければなりません。そのときに、新生血管を作るのではないかと思うのです。

新生血管ができるということは、ガン細胞が正常細胞に戻ろうとしているときです。ガン細胞が正常細胞に戻るために新生血管を作るのです。新生血管を遮断するのは、正常細胞に戻るのを妨害するようなものです。新生血管ができているということは、放っておけば自然にガンは消えていく段階に入っているのでは、と私は思っているのです。

帯津三敬病院患者で、突然胃ガンが消えてしまった80歳の男性がいました。私が興味をもったのは、消える前にガンが大きくなったように見えたという話でした。なぜそんなことが起こったのか。私の考え方では、ガン細胞が正常細胞に戻ろうとするときには血液が必要ですから、新生血管がガンのまわりをぐるぐる網のようにくるんでいたのではないでしょうか。その血管網の分だけ、ガンは大きくなったように見えます。しかし実際には、ガンが大きくなったのではなく、ガン細胞が血液を取り入れながら正常細胞に戻っている段階にある、という正反対の見方になります。ガン細胞が完全に正常細胞になってしまえば新生血管はバイパスの役目をします。80歳の男性のガンが突然消えたのは、漢方薬を飲んだり生活を改善することで血流が良くなり、ガン細胞が正常細胞に変わったのだ、というのが私流の解釈です。そうでなければ、突然消えるということは起こらないのではないでしょうか。

ガンは悪者ではないと知って、不安が消えた

「ガンは人を生かすためにできる」ということを自分なりに納得したときに、私は恐怖や不安から解放されました。血流を良くすればいいという基本の考えが決まれば、治療法の選択を迷わなくなりました。世の中にはたくさんの治療法があって、多くのガン患者があれもこれもと目移りしてしまいます。いろいろと試しているうちにガンが広がって亡くなった人もいます。私は、漢方薬、ビワの葉温灸、気功といった血流を良くするいくつかの治療法を徹底的にやることで回復できました。かなり重症のガンになりながら、こうやって30年も生きていられるのですから、このやり方は間違ってなかったと思っています。

私が「ガンは人を生かすためにできた」という話をすることで、元気になってくれる人、前向きに生きられるようになったと喜んでくれる人がたくさんいます。そういう人たちと日々接していると、自分の体験、考え方を意識的に発信していかないといけないと思えてくるのです。もちろん反論はあっても仕方ありません。それを言い負

かすだけの医学的な根拠をもっているわけではありませんが、考え方一つで、楽に生きられるようになるわけですから、そこにあえて根拠は必要ないと思うのです。

帯津三敬病院には、ほかの病院で余命2カ月とか3カ月と宣告され、細胞が悲鳴をあげるような治療をたくさん受けて疲れ切ってやってくる患者さんがたくさんいます。私はそういう患者さんと日々お話をしています。大抵の人は、体がきついからと横になったまま、私の話に耳を傾けてくれます。しかし、私が自分のガン体験を話し、そこから「ガンは悪者ではない。人を生かすためにできた」という話に進んでいくと、みなさんとても興味をもって、上半身を起こして話を聞いてくれます。

ひととおり話をして私が病室を出ようとすると、「これから歩こうと思います」と、ベッドから降りて、杖をついて少しずつ歩きはじめる人もいます。数日後、お見舞いに来た家族の方が、「あんなにぐったりしていた人が歩いている」と、びっくりすることもよくあるのです。患者さんも家族も、これまであちこちの病院でマイナスのことばかりを聞かされてきました。

「もう打つ手はありません」

「余命○カ月です。好きなことをやって暮らしてください」

そんなことを言われて、絶望しない人はいないでしょう。生きる意欲がどんどん削がれていますから、歩く気力など出るはずもありません。

「大野さんの話を聞いていると希望がもてます、前向きになれます」とうれしいことを言ってくださる患者さんもいます。

私は慰めを言っているわけではありません。自分が信じていることを伝えているだけです。血流を良くする治療をきちんと続けていけば必ず良くなる、という確信もあります。そんな話に、患者さんは希望をもってくれるのです。

私は、帯津三敬病院とかかわった数十年の間に、私ばかりではなく末期ガンといわれる状態から回復した人をたくさん見てきました。大きな病院からは見放されてしまっても、さまざまな代替療法に取り組むことでピンチを乗り越えることができるのです。どんな厳しい病状であっても、私は希望をもちつづけてほしいと思います。私の考え方は、希望の種になると、私は信じています。

ガンは酸素も栄養もいらない細胞

私の考え方が成り立つには、ガン細胞が本当に血液を必要としない細胞でないといけません。このことを説明する必要があります。

私が、自分の考え方に確信をもったのは、２００９年に放送された『ＮＨＫスペシャ

ル　立花隆　思索ドキュメント——がん　生と死の謎に挑む』という番組を見たときでした。その中で、ジョンズ・ホプキンズ大学のグレッグ・セメンザ教授が、「HIF-1」という物質について話していました。日本語では「低酸素誘導因子」と言うそうですが、HIF-1があれば、細胞は低酸素状態で生きることができて、ガン細胞にはこの物質がたくさんあると言うのです。カリフォルニア大学サンディエゴ校のランダル・ジョンソン教授は、HIF-1がどのような細胞に多くあるかを研究しました。わかったのは受精卵の初期段階では、HIF-1が重要な働きをしているということでした。というのは、受精卵の初期段階では血管がまだ作られてないので、細胞は低酸素の状態の中で生きていかないといけません。普通の細胞だと生きられません。受精卵にはHIF-1があるので、血液がないという厳しい環境でも生き延びることができるということでした。受精卵は分裂を繰り返して、やがては血管ができます。そうなれば血液が流れ込んでくるので、HIF-1は必要なくなるのです。

ガン細胞にも同じようにHIF-1が大量にあって、低酸素の状態で生きていけるのです。

「やっぱり！」と、私は思いました。ガン細胞は血液がなくても生きられる！　自らが血液を必要としない細胞に変化して、「私はいいから、ほかの細胞に血液を使って」

と過酷な環境を受け入れているのです。ガン細胞は、HIF-1という物質を大量に作り、血液を使わないでがんばっている細胞なのです。

寝たきりの患者が歩いて退院するまで

帯津三敬病院の職員として働くようになったころの話です。私は、病室を回って患者さんとお話しするのが毎日の仕事でした。

Tさんは、乳ガンが背骨に転移。下半身の感覚がなくなり寝たきりの状態でした。腰から下はまったく動きません。寝たまま食事をしていました。

寝たきりだと背骨が動かないし、血流が悪くなります。私の考え方からすれば、このままだと悪くなるばかりです。少しでも動けないだろうかと私は考えました。そこで、「こんなふうにして、少しずつ体を動かしませんか」と提案しました。ベッドには患者さんが落ちないように手すりがついています。その手すりを使って運動するのです。左手で右にある手すりをもちます。そしてぐっと手に力を入れて体をねじります。手を離せば自然に元の仰向けの姿勢に戻ります。次は逆です。右手で左にある手すりをもって体をねじります。そうすれば、背骨の周辺の血流は良くなるはずです。

「無理のない程度に続けてください」

とTさんに言いました。Tさんはそれを毎日続けました。

ある日、私が病室へ行くと、Tさんがうれしそうな顔をしていました。

「足の指をちょっと見てください。動くんですよ」

と言うのです。足もとのふとんをめくってTさんの指を見ました。何も変化はありません。どうしたのかなと思ったら、その瞬間、指がぴくっと動きました。

「ほら、動いたでしょ」

Tさんは得意げに笑いかけました。

それからも、彼女は手すりを使った運動を続けました。実際足の指が動いたのですから、積極的になりました。徐々に体全体に力がついてきました。しばらくすると手すりをつかまなくても、寝返りが打てるようになりました。さらに、上半身を起こすこともできるようになりました。考えられないほどの回復ぶりです。主治医の先生もびっくりして、リハビリを始めることになりました。

リハビリで立てるようになりました。歩行器を使って歩くことができました。次は松葉づえ、次はステッキ……どんどん回復していきました。自信もついてきたようです。

「私は絶対にステッキなしで歩いて帰る」

と本当にがんばりました。

Ｔさんは、自分で宣言したとおり、歩いて退院しました。

私にはある程度、この展開は予測できました。血流を良くすればガン細胞が正常細胞に戻ることを確信していたからです。寝たきりになってしまうと、血流はどんどん悪くなりますから、ガンは悪化の一途をたどります。血流が良くならないと、ガン細胞は正常細胞に戻れないのですから、たとえ寝たきりになっても、動かせるところを使って、少しでも運動をする。マッサージをする。それを繰り返すことで、変化が起きてきます。

なぜ血流を良くすることが必要なのか、それをちゃんと理解していれば、少しの運動でも気持ちを込めて続けることができます。ただ漠然と体を動かすのではなく、なぜ運動が大事なのかを自分で納得すると、意欲も出るし、効果も違ってきます。

私は、手術の３日後から病院の廊下を歩きました。まだ早かったのでしょう。貧血を起こして倒れてしまいました。３日間点滴をして、数日後には階段の昇り降りをしました。病院は３階建てで、屋上まで50段以上あったと思います。気功も一所懸命にやりました。それが血流を良くするのに役立ったのだと思います。

ガンは決して人を殺すためにできたものではありません。生かすためにできたのです。血流が悪く、このままでは大変なことになるというので、正常細胞がガン細胞に変わって、血液を消費しないようにしているのです。

その意味では、自ら過酷な環境に身を置いて、命を守ろうとしてくれる勇者です。でも、そのままにしておくと、犠牲になる細胞ばかりが増えて、正常に働く細胞が減っていくので、体は衰弱して動けなくなり、命を失うことにもつながります。そうならないためには、運動をしたり、漢方薬を飲んだり、気功をして血流を良くすることです。血流を良くすれば、ガン細胞は低酸素、栄養不足の過酷な環境から解放され、もとの普通の細胞に戻れるのです。

ぜひ、自分のため、ガン細胞のためにも、血流を良くするようなことをやってください。

（第6章）ガンには血流を良くするのが一番

ガン細胞を殺さずに治るには？

「ガンは人を生かすためにできる」というのが、私のたどり着いた結論です。生かすというのは、その人の体が不健康になっていて、その状態が続けば生きていけなくなるので、そうなるのを防ぐためという意味です。ガン細胞は、血流が悪くなって血液が足りなくなった体を救うために、自らが血液を使わないように変身した細胞です。ガン細胞があることで、血液が足りなくても、ほかの細胞には必要な血液が届くので健康に生きられます。ガン細胞のおかげで健康を保てるのです。血流が良くなれば、ガン細胞は正常細胞に戻ります。

ガンの予防もガンの治療も、一番大切なことは、血流を良くすることです。

ここからは、血流を良くするためのさまざまな方法、ガンになったときの心構えを紹介したいと思います。私が実際にやったものもあれば、帯津先生や患者会の方々などの情報をもとに、これはいいと思ったものもあります。ご参考にしてください。

ただし、どんな治療法も、これだけは忘れてほしくないのですが、ガンを殺そうとか消してしまおうとか追い出そうとか、そういう気持ちではやらないことです。あくまでも、ガンは自分を生かすため、助けるためにできたものです。これを基本に治療にのぞんでいただきたいのです。

ガンは自分の体内に巣食った悪魔だと思えば、憎しみも生まれ、殺してしまえと思ってしまいます。しかし、助けてくれるためにできたと思えば、感謝の気持ちも生まれるでしょう。憎しみではなく、ガン細胞にも感謝して治療に取り組み、血流を良くすることで、ガン細胞を元の正常な細胞に戻すことができれば、それが患者さんにとっても、ガン細胞にとっても幸せなことなのだということを心に刻んでくだされればと思います。

以下、体へのアプローチ、心へのアプローチ、気へのアプローチと三つにわけて述べます。何でもかんでもやろうとせずに、いくつかに絞って、それを徹底的に、継続的にやってみることが大切です。

①《体へのアプローチ》

体をケアすることはとても大切です。ガンという病気は、まず体を整えないと良くならない、と私は思っています。血流が悪くなり、血液が足りなくなって、それなら自分は血液がいらない細胞になろうということでガン細胞はできます。

それなら、血液を十分に流すことができれば、ガン細胞は正常な細胞に戻れます。

そのためにはどうしたらいいのでしょうか。

☆体を温める・冷やさない

体が冷えている人はガンになりやすいと言われます。今では、35度台という低体温の人がとてもたくさんいます。体温が下がれば血流が悪くなります。血流が悪くなれば体温も下がります。この悪循環を断ち切らないといけません。その方法として、体を温めること、冷やさないことが大切です。

体を温める方法としてもっとも手っ取り早いのは、お風呂です。あまり熱いお湯は良くないので、39度とか40度くらいのお湯にゆっくりつかってください。お風呂の中で本を読んだりＤＶＤを見たりする人もいるようですが、いいことだと思います。とにかくお風呂の時間を楽しみ、リラックスするようにしてください。寝る前にのんびりお風呂に入ると、よく眠れます。

なるべく温かいものを食べるのもいいでしょう。温かいものを食べると、ホッとします。体が喜ぶからです。夏の暑い日なら冷たいビールやアイスクリームもいいでしょうが、体を冷やすものはなるべく避けたほうがいいでしょう。現代人に低体温が多いのは、冷蔵庫が普及したことが原因だという説もあります。冷蔵庫に頼り過ぎないことも大切です。

冷房にも注意しましょう。夏場はどこへ行っても冷房がききすぎています。家では調整できますが、外出先ではどうしようもありません。出かけるときには、上着やひざかけをもって行くといいでしょう。

「冷え取り健康法」をやっている方は、靴下を何枚か重ねてはいています。足から温めるのがいいようです。靴下の素材やはき方など、ある決まった方法があるようですが、まずは厚めの靴下をはくとか、２枚重ねしてみるとか、ちょっと試してみてもいいでしょう。

手足が冷えて眠れないという人がいます。そういう人は湯たんぽを使うのもいいと思います。湯たんぽは気持ち良くて、私は大好きです。患者さんの中には、朝から晩まで湯たんぽを抱いている人もいます。デスクワークには、太ももの上に湯たんぽを置いておくといいと指導している医者もいます。古くからある暖房具です。上手に使ってください。

これも古典的ですが、腹巻もいいでしょう。お腹を温めるのはとてもいいことです。昔の日本人は着物を着て、必ず帯をしめていました。帯をするとお腹が温まります。健康のことを考えた衣服だったようです。

もっと積極的に体を温めようと思ったら、私が病院で患者さんに施療しているビワの葉温灸をお勧めします。私は、入院中にビワの葉温灸のことを知り、毎日やっていました。私のお気に入りの治療法の一つです。ビワの葉温灸は、もともとはビワの葉の表面（つるつるしたほう）を肌に当てて、その上から火をつけたもぐさで押すというやり方でした。これだと煙がたくさん出て、まわりに気をつかわないといけません。最近では、温灸器という器械ができて便利になりました。温灸器にビワの葉のエキスを入れて遠赤外線で温めます。温かくなった温灸器をツボや痛みのあるところに押しつけるだけです。とても簡単です。煙も出ません。

ほかにも、しょうが湿布とか体を温める手当て法はたくさんあります。気に入ったものをなさるといいでしょう。

☆運動する

運動は、あとで述べる気功とともに私がもっとも力を入れているものです。散歩をしたり、走ったり、最近では山登りもやっています。私たち人間は「動物」ですから、動かないといけません。歩く、走るは基本です。

筋肉を鍛えることはとても大切です。ふくらはぎは「第二の心臓」と言われていて、下半身にたまった血液を心臓に戻すポンプの働きをしています。運動不足でふくらはぎの筋肉が減ったり固くなったりすると、血流が悪くなります。ふくらはぎを運動で鍛えながら、お風呂へ入ったときにはマッサージして、柔らかくて弾力のある状態を保つことが大事です。

また、筋肉には熱を発生させるという作用があります。運動不足で筋肉が減ると、体温が下がってしまい、血流が悪くなります。

病気になると、静かに寝ているのがいいと考えがちですが、それは逆効果です。体を動かすことを考えてください。動けなければ、マッサージでもいいので、体に刺激を与えてください。特に痛いところは、マッサージしたり温めたりして血液を流すことです。

☆腹は八分目

食べ過ぎると消化器官に血液がとられるので、全身に回る血液の量が減ってしまいます。昔から言われているように、「八分目でごちそうさま」が一番いいようです。

食事療法に取り組んでいる患者さんはたくさんいます。玄米菜食があったり、生野菜ばかり食べるやり方があったり、最近では糖質制限というのがブームになっています。食事療法は簡単そうに見えますが、続けるとなるとけっこう難しいものです。途中で挫折した患者さんをたくさん知っています。帯津先生がおっしゃるように、私は好きなものを少しだけ食べるようにしています。それに旬のもの。何よりも女房の手作りが一番です。

食事に関しては、私はあまりこだわらないほうがいいと思っています。

何年か前に、テレビで11年間ジャムを塗ったパンしか食べていない少年のことが紹介されました。そんな偏食にもかかわらず、彼は身長180センチを超える立派な体格で、検査をしても異常は見つかりません。医者も首を傾げているという話でしたが、私はこの番組から食生活のあり方についていいヒントをもらいました。

食べたものが体を作ると言いますが、正確には食べたものではなく、吸収されたものが体を作ります。食べた物は腸内細菌が分解し、それを腸で吸収します。数千種類、数百兆個の腸内細菌がいるというのですから驚きです。人間の細胞よりもはるかに多い数です。どんなものを食べても、腸内細菌がその人に必要な栄養素を作ってくれるというすごい働きです。つまり、腸内細菌がしっかりしていれば、何を食べてもＯＫだということです。ジャムパンしか食べない少年も、腸内細菌がしっかりしていたから異常が起きなかったのでしょう。

食事に注意をするなら、腸内細菌を大切にする食事内容を考えることが大切です。腸内細菌がしっかりしていれば、いい便が出ます。いい便が出るような食生活をすればいいのです。私は人工肛門なので、バナナのような立派な大便の快感は味わえません。人工肛門になって以来、快便のときの喜びが懐かしくてたまりません。

カイチュウ博士の藤田先生によると、喜びや楽しみを作り出す神経伝達物質、セロトニンとかドーパミンの前駆体は腸で作られるそうです。腸内細菌もそれにひと役買っているはずです。

腸内細菌にとっての天敵は、加工食品に含まれている防腐剤でしょう。防腐剤は細菌を殺す薬です。そんなものをたくさん食べれば腸内細菌が少なくなって、食べた物が分解されなくなり、栄養失調になってしまいます。

ただ、食事療法はだれもが一度はやってみたくなるようです。食事は「好きなものを少々」と言っても、そんな生ぬるいことで大丈夫なのかと不安になるのでしょう。そういう方は、何か気に入った食事療法をやればいいのではないでしょうか。なるべくストレスにならない範囲でやることをお勧めします。眉間にしわを寄せて苦虫をかみつぶしたような顔で、がんばって玄米を食べている方もいますが、それではせっかくの玄米も効果が出ないのではないでしょうか。玄米でも生野菜でも、おいしく食べられてこそ、その栄養分を取り込むことができるのです。

また、食事はただの栄養補給ではなく、団らんの場になくてはならないものです。楽しく食事をすることが大切です。笑いながらの食事と喧嘩をしながらの食事では、同じものを食べても、消化吸収はまったく違うはずです。

☆働き過ぎない

働き過ぎが良くなかった！　私は、このことを痛感しています。好きな仕事だったからまだ良かったのですが、それでも徹夜が続くと体に支障が出ました。人間の体は、昼間は働き、夜は休むというリズムになっています。たまには無理をしないといけないこともあるでしょうが、連日では参ってしまいます。

働いているときには自律神経の交感神経が優位になっています。休むときには副交感神経です。働き過ぎの人はいつも交感神経が優位になっています。血管が収縮して血圧も高めの状態です。血流は悪くなります。

働くときは働く、休むときは休む。メリハリが大切です。

☆過不足ない睡眠

睡眠時間は７～８時間がいいと言われますが、人によって違うだろうと思います。自分にとって適度な睡眠時間はどれくらいかを知っておくといいでしょう。私は早めに寝て、早く起きます。５～６時間も眠れば十分です。

眠っている間は血管が広がっているそうです。血流のいい状態を保つことができます。睡眠不足は血流には良くないようです。しかしいくら長く睡眠時間をとっても、睡眠の質が悪いと、成長ホルモンの関係で血行不良になるそうです。朝、さわやかに起きられる睡眠が大切です。

②《心へのアプローチ》

心と体は密接な関係があることがよく知られるようになりました。体の状態は心に影響を与え、心のあり方が体にも大きな影響を与えます。体を整えるには、心を整えることが大切です。いくら体への治療をやっても、心が不安や恐怖で固まってしまっていてはいい効果が出ません。血流も悪くなります。心をほぐしリラックスさせるにはどうしたらいいでしょうか。

☆ストレスをためない

ストレスは全身の血管を収縮させます。強いストレスがかかると、一気に血流が悪くなり、ストレスをずっと受けつづけていると、慢性的に血流が悪くなります。私の経験からすると、ストレスの多い日々が続くのがもっとも悪いように思います。

発病前の私はいつもストレスを抱えていて、それが原因でガンになったのだと思います。しかし、ガンは人を生かすためにできるということに気づいて以来、急にストレスはなくなりました。仕事中心の生活をやめ、毎日のように病院へ通って気功をやり、患者仲間といろいろな話をすることで、それまでにはなかった喜びを感じました。以来、大きなストレスは一切ありません。

どうしたらストレスをためないですむのか、発散できるのか、人によって違うでしょう。背伸びせず、かといって萎縮もせず、自分の身の丈に合わせて淡々と生きることだと思います。

好きなことをやって、毎日を楽しく生きる。人と比較しない。欲張らない。私の場合は、そんなことを心がけることでストレスは激減しました。

☆心がときめくことをする

心のときめきはとても大切だと思います。ときめきは治癒力を高めます。ときめくことをやっているときは、血流も良くなっているはずです。

食事も、体にいい悪いではなく、おいしいかどうか、好きかどうかでメニューは決めたほうがいいと思います。病気になるとお酒はダメと思う方が多いようですが、帯津先生は「お酒は養生だから毎日飲んだほうがいい」とおっしゃっています。私はあまり飲まないのでわかりませんが、お酒の好きな人は、先生の言葉に心がときめくようです。大病をした人は無茶をしなくなります。適度に飲んで楽しんでいます。

毎日の生活でも、心がときめくかどうかを基準に、するしないを決めるのがいいと思います。気功でも、毎日道場にくるのを楽しみにしている人がいます。そういう人は気功の効果も高くなります。先生に言われたからとか、だれかにすすめられたからと、あまり気乗りしないのにやっている人はなかなか効果が現われません。

患者さんとも、ときめきの話はよくします。ときめくものがなかなか見つからないという患者さんもたくさんいます。「ガンと診断され不安でたまらないのに、ときめくことなんてない」と言う人もいます。しかし、いろいろと話をしているうちに、「そう言えば」と思い当たることを発見することもあります。自分ひとりで考えていても、なかなかときめきが見つからないときには、だれかとときめきについて話してみるといいかもしれません。

私はありがたいことに、いつもときめいています。気功をしているときも、仲間と話しているときも、患者さんの相談に乗っているときも、走っているときも、山に登っているときも、家で女房と食事をしているときも、ときめきだらけです。

特に、「ガンとは何か」といったことを考えて、自分なりの答えが出たときには、最高にときめきました。

☆自分のことばかり考えずに、人のために生きる

私は、まわりの人から、人のためによくやっているねと褒められます。私には「人のため」という意識はまるでありません。自分が楽しいからやっているだけです。きっと、世話好きなのだろうと思います。

食事をしていても、まわりの人が、おいしいおいしいと食べたり、楽しく盛り上がっていたりするのを見ているとうれしくなってきます。ですから、そういう場を作るためには労を惜しみません。

人のために何かをやると、特殊なホルモンが出るそうです。それが治癒力を高めるという話を聞いたことがあります。人はひとりでは生きていけません。まわりの人と支え合い、助け合って生きています。自分ができることはやる。できないことは人にお願いしてやってもらう。そういう姿勢が大切なのではないでしょうか。自分ができることを人にやってあげるのは楽しいことです。ましてや相手が喜んでくれると気持ちがうきうきしてきます。

☆考え方を工夫する

生存率が30パーセントと言われたら、30パーセントもあるのかと考えたり、10人のうち３人ではちょっと心配なので、１万人のうち３０００人も助かると考えるなど、プラスの気持ちになれるように工夫します。ネガティブに考えればどんどん落ち込み、ポジティブに考えればどんどん元気になります。

☆仲間を大切にする

ガンになって一番良かったと思うのは、いい仲間ができたことです。ほとんどがガンの体験者で帯津先生のお世話になった人たちですから、話が合います。余計な気を使うこともありません。ガンになる前の人間関係は仕事を介することが多かったので、こんなにも気持ちが良く、幸せな気分になれる仲間はなかなかできませんでした。

いい仲間がいれば、何かトラブルがあって落ち込んでも、相談ができます。話を聞いてもらうだけでも心がほっとします。ストレスで血流が悪くなっても、仲間に話すことで元気になれます。だから血流も良くなります。

地域の集まりや趣味のサークルなど仲間を作れる場所を探すことも、健康でいるためには大切なことではないでしょうか。家に閉じこもってしまうと、どんどん気持ちが萎《な》えていきます。気の合う仲間作りは元気になるための基本だと思います。

☆感動と感謝

心がわくわくいきいきしていると、人は病気にならないと思います。末期のガンが治るというのは、必ず心の変革が伴っているように思います。私の場合、もう死ぬと落ち込んでいたのですが、ガンは何者だろうと探りはじめて、それに夢中になって恐怖を忘れ、さらには「ガンは悪者ではない」と気づいて、不安がすっかり消えてしまいました。それが治癒力のスイッチをオンにしたのだと思います。

そのときの私の心の中は、「ガンは悪者ではない」とか「ガンは人を生かすためにできる」という気づきが次々と起こり、毎日が感動の嵐でした。試行錯誤の中で、ガンに対する自分の考え方に確信をもてたとき、素直にガンに感謝できるようになりました。涙があふれ出るほどの感謝でした。

私は、直腸ガンの手術で肛門をとり、人工肛門になりました。もう30年近く、便座に座って用を足すということをしていません。こういう状態になってはじめて、肛門から便が出ることのありがたさを知りました。ふだん、当たり前のようにやっていることが実はすごくありがたいのだと痛感しています。

人工肛門になったころは、肛門を失ったつらさで頭の中はいっぱいでしたが、よく考えれば、好きなものを食べられるし、手や足があって動き回れるし、話もできるし、幸せなことはいっぱいあるじゃないかと気づきました。それからは、小さなことに感謝できるようになりました。

感謝の種は日々の生活の中にいくらでもあります。それを探す癖をつけると、毎日が何倍も楽しくなります。

☆笑う

私はどちらかというと物静かなほうなので、大声で笑うことはあまりありません。

しかし、笑顔だけは欠かさないようにしようと思っています。今は、毎日が楽しいのですから、自然に笑顔が出ます。笑顔でいると、まわりも喜んでくれます。ガンになる前は、こんな顔をしていませんでした。

笑いで免疫力が高まるというのはずいぶんと前から言われています。アメリカのノーマン・カズンズというジャーナリストでカリフォルニア大学医学部の教授だった人が難病にかかったとき、毎日、お笑いビデオを見てげらげら笑ったところ、奇跡的な回復をしたという有名なエピソードがあります。彼はこの体験を本にまとめました。『笑いと治癒力』（岩波現代文庫ほか）というタイトルで日本でも出ています。

筑波大学名誉教授の村上和雄先生は、笑いによって糖尿病患者の血糖値が下がるという発表をされています。いい仲間がいると、笑う機会は多くなります。とりとめもない話をしながら笑っている時間は、私にとってはかけがえのないものです。

③《気へのアプローチ》

気は生命の根源物質です。宇宙に満ち満ちています。気は人間の体内に入り、体内を循環して、また宇宙へ出ていきます。これも循環です。気が過不足なくあって、滞りなく流れていれば、私たちは健康でいられます。気を十分に取り入れ、スムーズに流れるようにするのが気功です。

気の正体は科学では解明されていませんが、気功は中国では4千年以上も続いている健康法です。効果があるからこそ継続しているわけで、その歴史を考えても信頼できるものです。

気功をやることで、命のこと、死のこと、宇宙のことなど、ふだんあまり考えないことまで考えるようになりました。回復するまでは目先のことにずっと振り回されてきましたが、回復するにつれ、本当に大切なのは何なのかといったことも考えるようになって、毎日がとても豊かになりました。

私たちは何か大きな力に生かされているのではないか、という気持ちにもなれました。人間は自然の一部なんだという謙虚な気持ちで生きられるようになりました。気は、健康ばかりではなく、生きる幸せを私にくれました。

☆気功をする

気功に出あえたのも、ガンになって帯津三敬病院で治療を受けることができたおかげです。最初は「ガンの再発予防にいいらしいよ」という程度のことで、珍しさもあって道場へ通いはじめましたが、何度かやるうち、「これはいい。健康になれる」と感じました。数え切れないほどの種類の気功があります。私はお腹からお尻まで切っていて、立って行なう気功しかできなかったので、最初は太極拳をやりました。

ゆっくりとした動きの中で、体のバランスをとります。その動きに合わせてする呼吸もとても心地いいのです。呼吸は、自律神経をコントロールする唯一の方法だと言われています。ふだんの私たちの呼吸は、けっこう浅く、速いのです。これだと交感神経を優位にするので、心身が緊張で固まり、血流も悪くなります。しかし、気功のときの長く深い呼吸は副交感神経を優位にして、体と心をリラックスさせ、血流を良くします。

体をねじりながら歩く郭林新気功も私は大好きです。体をねじることで内臓が刺激されて、血流も良くなります。リズミカルに歩くことも自然治癒力を高めるにはいいそうです。

気功の基本は、調身（姿勢を整え）、調息（呼吸を整え）、調心（心を整える）です。これら三つは連動していて、姿勢を整えると、自然に呼吸も心も整うようになります。帯津先生や気功仲間と一緒にする早朝練功は最高です。朝早く、公園で鳥のさえずりや風の音、季節の草花に囲まれてやっていると、生きている喜びを感じます。すると自然に感謝の気持ちが湧きあがってきます。

私が、「ガンは悪者ではない」「ガンは人を生かすためにできた」とひらめき、それを考えつづけ自分なりに納得できたのは、気功を長く続けていたからかもしれません。頭で考えるだけではなく、心や魂でいろいろなことを感じ取る力が、気功によって養われたと思っています。

私は、患者さんから何をしたらいいかと質問されたときには、まずは気功からやったらどうでしょうかとお勧めしています。それくらい、私にとってはかけがえのないものだと言えます。

☆毎日をていねいに生きる

２０１６年に94歳で亡くなりましたが、青森県弘前市に佐藤初女《さとうはつめ》さんという方がいました。彼女は、「森のイスキア」という施設を岩木山の麓に作り、たくさんの人の相談に乗ってきました。相談と言っても、彼女の場合、手作りの料理でおもてなしをして黙って話を聞いているだけです。彼女のおむすびを食べて自殺を思い止まった人はたくさんいるそうです。

初女さんは帯津先生と気が合って、何度も病院へ来てくださいました。私も患者会の仲間と一緒に森のイスキアへ行ったことがあります。

初女さんを見ていると、何をするにも、とてもていねいで、特に料理には心を込めていました。「食は命です」と、彼女はいつも言っていました。食べるということは、ほかの命をいただくことです。命の移し替え。だから、どんな食材もていねいに扱わないといけない。彼女の代名詞であるおむすびも、「ごはんのひと粒ひと粒が呼吸できるように」むすぶそうです。じゃがいもの皮をむくときも、まるでじゃがいもと対話しているように、ていねいに包丁を動かします。

だれかが訪ねてくるときには、朝早く起きて、その人のために、とてもていねいに料理を作ります。

初女さんの料理には「気」が入っています。やさしく温かい気でもてなしますから、悩み落ち込んで訪ねてきた人が、初女さんの手料理をひと口食べると元気になってしまいます。今を大切にして、一瞬一瞬をていねいに生きる。私は、佐藤初女さんからそのことを学びました。

☆自分らしく生きる

ガンになる人は、いい人が多いと言います。私がいい人だったかどうかはわかりませんが、どこか自分を抑えて人に合わせていい人を演じる——というところがあったように思います。特に下請けの工場をしていたので、親企業の意向には逆らえません。自分の意見を飲み込まないといけない場面が多々ありました。

多かれ少なかれ、社会生活をする上では人に合わせることは必要です。しかし、それが過剰になるとストレスとなって、ガンの原因の一つになるのではないでしょうか。

私は、自分がどう感じているのかに常に目を向けるようにしています。喜んでいるのか、嫌だと思っているのか。喜んだり楽しんでいるなら、どんどんやっていけばいいのですが、嫌なことだったら、やらずにすませたいし、やらなければならないときには、自分に「嫌なことだけど、もうちょっとだからがんばろうな」と声をかけながらやることにしています。

すべての生き物には役割があると言いましたが、私たち一人ひとりにも役割があります。意味なく生まれてきた人はひとりもいません。自分が何をするために生まれてきたのか、ときには考えたほうがいいのではないかと思っています。答えは簡単には出てきませんが、自分が喜んでできることに、そのヒントがあるのではないでしょうか。

私は、ガンになってジタバタし、それでもこうやって生かされています。そして、充実した毎日を送らせてもらっています。自分の体験やガンについての考えをもっとまわりに伝えて、ひとりでも多くの人に元気になってもらうというのが、自分の役割かなと思っています。

☆神さまのこと

自然界にはたくさんの法則があります。ニュートンの「万有引力の法則」は有名ですが、この法則はニュートンが作ったのではなく、神さまが作ったものをニュートンが見つけたのです。人間の力では自然を作り出すことはできません。自然は神さまが作ったすばらしい作品です。

筑波大学の村上和雄名誉教授は遺伝子研究がご専門で、遺伝子を読み解いた科学の力はすごいけれど、もっとすごいものがあると気づきました。それは、遺伝子を書いた何者かです。その何者かを村上先生は「サムシンググレート」と名づけました。

私はもともと自然の中で育ち、自然が大好きですので、自然を観察しながらこの世を動かしている何かがあるということは感じてきました。しかし、科学優先の社会で過ごすうちに、そのことを忘れていました。ガンになったことで、生かされている自分を思い出したのだろうと思います。

ガンになってから、自然のこと、宇宙のこと、命のことをよく考えるようになりました。神さまという言葉も使うようになりました。ガンが良くなったのも、神さまが私に何かをさせようと守ってくれたのかなと思ったりもします。体調が悪くなって訪ねた病院が帯津三敬病院だったことも偶然と言えば偶然ですが、神さまの導きがあったのかもしれません。帯津三敬病院で働くようになったのも、患者会を立ち上げたのも、神さまが私に自分の役割を果たさせるために準備をしてくださったのかもしれません。

私たちは自分の力で生きているようでいて、実はそうではないところがたくさんあります。何か大きな力に生かされ、守られているのではないでしょうか。

私たちは自然の一部で、神さまに作られた存在です。そんな私たちを、神さまが不幸にするはずはありません。私はそう信じています。

☆日々、奇跡は起こっている

村上先生は、人がこの世に誕生する確率は、宝くじの１等賞が１００万回連続して当たるのと同じだとおっしゃっています。１回だけでも奇跡です。それが１００万回連続です。常識的にはあり得ない出来事です。今、自分がここにいるのは、「超」をいくら付けても足りないくらいの奇跡なのです。

私は45歳のときにガンだと宣告されました。45歳で死ぬなんて早すぎると嘆いていましたが、そんなことは神さまに対しても失礼なことです。自分がこの世に生まれてきたことも、45年間生きられたことも、とんでもない奇跡の連続だったのです。

「奇跡」で思い出すのは、高校1年のときのことです。昭和36年6月でした。飯田、下伊那地方が集中豪雨に見舞われました。3日間、雨が降りつづきました。特に3日目はひどい雨で、バケツで水をぶちまけるような勢いでした。のちに「三六災害」と呼ばれました。

その日、高校へは行ったものの、下校の電車が動かず、バスも止まったので、家まで3里余り（12～13キロ）を歩いて帰りました。

家の近くに川が流れていました。橋を渡った先にある山道を上ると私の自宅です。橋の両側にある家の人たちは、大水がくるかもしれないというので、家財道具を運び出し終えたところでした。ひと仕事終えてほっとしたのか、何人かが橋のたもとで雑談していました。私は彼らの横を通り、坂道を上って家へ向かいましたが、そのとき背後にただならぬ様子を感じました。ゴーッという今まで聞いたことのないような大きな音が迫ってきます。振り返りました。鉄砲水でした。恐ろしくて一目散で家に帰りました。私の家は高いところにあったので被害はありませんでしたが、この鉄砲水で川沿いの人がたくさん亡くなりました。さっき橋のところで世間話をしていた人たちも濁流に飲み込まれていました。せっかく家財道具を運び出したのに、どうしてあんなところで世間話などしていたのでしょうか。

駅も線路も流されてしまいました。学校から帰るのが数分遅かったら、電車が動いていて電車に乗っていたら……鉄砲水の犠牲者になっていたかもしれません。

間一髪……だれにもそんな経験はあると思います。綱渡りです。綱から落ちないのは、自分を守ってくれている存在があるからだと思えてなりません。私たちが奇跡と呼ぶ現象は、守ってくれる存在を信じ感謝することで起こるのではないでしょうか。

どんな人の身にも奇跡は起こります。私たちはすでに奇跡の中で生きているのですから。

☆死を意識して日々を過ごす

私はあの世はないと思っています。死んだらおしまいということではありません。魂と言われるような、私たちの本質とでもいうべき存在があるとして、その魂は肉体に宿っていて、その肉体が古くなったり故障して使えなくなったら、別の肉体で新たな生を送るのではないでしょうか。すべてのことは循環でできていますから、人間もその循環の中で、生きては死ぬ、を繰り返しているのではないかと思います。死んでも命は終わりません。また、次の命があります。永遠に継続します。死んだあとどうなるのかはだれも知りません。大事なのは、折に触れて死のことも考えておくことです。人間は必ず死にます。自分はどうやって死ぬのか。死後の世界はどうなっているのか。想像でも妄想でもいいと思います。死を遠ざけては、生が見えてきません。自分の役目もわかりません。

患者会仲間の吉田美佐子さんは、ガンになって「これまでは生から死を見ていたけど、死から生を見ることができるようになった」と言っています。生から見る景色と、死から見る景色とは違って見えます。死を意識し、自分は死ぬということを前提に今を見ると、新しい自分が発見できます。

肉体ばかりではなく、心や気の部分にも目を向けて血液の流れを良くする。そうすればガンは消えると私は信じています。余命半年と言われても、それは血流が改善されないままであればという話で、少しでも血流を良くすれば、確実に延命できます。あせらずに、自分がこれだと思った治療法をコツコツ続けてください。

そして、どんな治療をするにしても、「ガンは悪者ではない。その人を生かすためにできたものだ」ということを忘れないでいただきたいと思います。

（おわりに）

希望が見える

最後まで読んでくださってありがとうございました。

私は、一つのことをさまざまな角度から見る癖があります。常識と言われることを何の疑問もなく受け入れるような性格ではありません。ガンについても、「ガンは大変な病気だ」「ガンは悪者だ」「ガンになると死んでしまう」といった真正面からの見方に対して「本当かな?」という思いをもって、上から見たり、下から見たり、裏から見たりしてきました。

その結果が、「ガンは人を生かすためにできた」という、これまで言われてきたこととは真逆の結論となりました。ガンを自分の命を脅かす悪魔だと考えるか、命を助けるためにできた天使だと考えるかでは雲泥の差があります。前者は絶望ですが、後者なら希望が見えてきます。前者だと、やっつけよう、排除しようという対処になりますが、後者だと、共生する道を探すことができます。

ガンを体験した身として、私はガンの患者さんにこう言いたいのです。どんな状態であっても生還している人はたくさんいます。私もそのひとりです。絶対にダメということはありません。希望をもってください。

希望の入口として、ガンは悪魔ではなく天使だという、私の奇想天外な考え方を一考していただければ幸いです。悪魔が巣食ったのではなく、天使が住みついたと考えてください。命を奪うためにできたのではなく、命を救うためにできたのだと。ガンはいろいろなことを教えてくれようとしています。「体が冷えて血流が悪くなっているよ」とか、「そんなにがんばらなくても大丈夫だよ」だったり、「家族や仲間と支え合って生きていこうよ」「自然はすべて循環でできているんだよ」と伝えようとしているのです。

ガンになって平然としていられる人はいないでしょう。でも、しばらく時間がたつと気持ちが落ち着いてきます。気持ちが落ち着いたら、ガンと対話をしてみてください。「あなたは悪魔ではなく天使だって聞いたけど、どんなメッセージをもってきてくれたんですか」と聞いてみてください。ガンは喜ぶはずです。そして、必ず、何らかの形で答えてくれるはずです。

本書が、ガンで悩む人たちにとっての小さな光になってくれれば、私は最高に幸せです。

ガンになって以来、いろいろとご指導いただき、本書をまとめる上でもアドバイスをくださった帯津三敬病院の帯津良一名誉院長、帯津三敬病院のスタッフの皆様、患者会の仲間たち、ライターの小原田泰久さん、そしてわがままを許してくれた女房、ほかにもたくさんの人たちのご協力があってこの本が出来上がりました。心よりお礼申し上げげたいと思います。

みなさま方の幸せをお祈りしています。

ありがとうございます。

大野聰克

大野聰克（おおの・としかつ）

1945（昭和20）年長野県下伊那郡山吹村（現・高森町）生まれ。飯田工業高校電気科卒業後、民間企業勤務を経て、1980年埼玉県川越市にて、電気機器、高周波関連機器を製造する「フィールドビッグ」を設立。1991（平成3）年、帯津三敬病院にて直腸ガン4期と診断され手術、人工肛門となる。それを機に生活を一変。仕事人間から抜け出し、ストレスを減らし、気功や仲間との語りを大事にする、楽しい暮らしに入る。1999年（53歳）帯津三敬病院職員となり、患者相手に気功、ビワの葉温灸をしながら、札所巡り、登山、ブドウ狩り、患者仲間で作った「患者会」の運営などに専念。他方、告知以来、ガンとは何かを考えつづけ、「ガンは悪ものではない、一部を犠牲にしながら全体を生すかためにできた善玉」との結論を得て、「血流を良くする」暮らし方を周りに勧めている。

ガンは悪者《わるもの》なんかではない

初刷　２０１９年２月２０日

著者　大《おお》野《の》聰《とし》克《かつ》

発行人　山平松生

発行所　株式会社 風雲舎

〒162−0805 東京都新宿区矢来町122　矢来第二ビル

電話　〇三−三二六九−一五一五（代）

FAX　〇三−三二六九−一六〇六

振替　〇〇一六〇−一−七二七七六

URL　http://www.fuun-sha.co.jp/

E-mail　mail@fuun-sha.co.jp

DTP　中井正裕

印刷　真生印刷株式会社

製本　株式会社 難波製本

ISBN978-4-938939-94-6

風雲舎の本

いま、目覚めゆくあなたへ
……本当の自分、本当の幸せに出会うとき……
マイケル・A・シンガー　菅靖彦訳

心のガラクタを捨てていく。
人生すっきり楽になる。

定価（本体1600円＋税）

サレンダー
……自分を明け渡し、人生の流れに身を任せる……
マイケル・A・シンガー　菅靖彦・伊藤由里訳

世俗的なことと、スピリチュアルなことを分けるのをやめた。
流れに身を任せると、
人生はひとりでに花開いた。

定価（本体2200円＋税）

麹のちから
……麹は天才です！……
山元正博
（麹屋100年、3代。農学博士）

食べ物がうまくなる、ストレスをとる、身体にいい、環境を浄化する。

定価（本体1429円＋税）

がんと告げられたら、ホリスティック医学でやってみませんか。
……三大療法（手術、放射線、抗がん剤）で行き詰っても、
打つ手はまだあります……
帯津良一（帯津三敬病院名誉院長）

自然治癒力が原点。
患者自らが主役。場の生命力を高め、
今日よりよい明日を。

定価（本体1500円＋税）

風雲舎の本

この素晴らしき「気」の世界

……「気」とつながる、あなたは「今」を超える！……

清水義久（気功家）

気を読み、気を動かし、
事象を変える。
その向こうに精霊が舞い降りる。

定価（本体1600円＋税）

あなたは私　私はあなた

……みんな、つながっている！……

清水義久（気功家）

気はすごい。
新しい自分が見える。
人間の可能性を見せてくれる。

定価（本体1600円＋税）

食に添う　人に添う

……食は、いのちです。……

青木紀代美（食といのちを守る会代表）

安心安全な牛乳、米、有精卵、
野菜、みそ、しょうゆ――
まっとうな食べ物を
探してきました。

定価（本体1600円＋税）

ぼくはエネルギー体です

……動けない、しゃべれない。でも、妖精や精霊と話せるし、
天の声も聴こえる……

神原康弥（天の声を聴く詩人）

普通の人に見えないものが見える。
それを伝えていこう。

定価（本体1400円＋税）